모발이식 명의가
알려주는
탈모 궁금증 49가지

모발이식 명의가
알려주는
탈모 궁금증 49가지

1판 1쇄 2023년 11월 15일

지은이 황정욱
펴낸이 방영배
펴낸곳 다음생각
주소 경기도 고양시 일산동구 중앙로1261번길 19 호수광장빌딩 204호
전화 031-903-9107
팩스 031-903-9108
이메일 nt21@hanmail.net
출판등록 제2019-000144호

ISBN 978-89-98035-66-2(03510)

파본은 교환해 드립니다.
이 책에 실린 모든 내용에 대한 권리는 다음생각에 있으므로 무단으로 전재하거나
복제, 배포할 수 없습니다.

모발이식 명의가
알려주는
탈모 궁금증 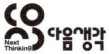가지

| 지은이 황정욱 |

> 들어가는 말

탈모치료법과 모발이식 스킬이 공개된
49가지 궁금한 이야기

심플(Simple)은 간단해서 명확하다. 단순해서 낭비가 적다. 예측이 쉽기에 결정을 바르게 할 수 있다. 반면 복잡하면 거짓이 숨을 수 있고, 오해가 싹틀 수 있다. 단순함은 곧 정직이고 아름다운 삶의 지름길인 셈이다.

나는 자발적 심플을 추구한다. 이 같은 성향은 탈모 치료와의 인연으로 이어졌다. 30여 년 전, 레지던트 수련 때 은사인 김정철 교수님을 모셨다. 우리나라 모발이식의 선구자이고 태두인 분이다. 교수님은 베일에 싸인 머리카락의 비밀을 파헤치고, 탈모 치료에 창의적 모발이식 기법을 도입했다.

당시의 탈모 치료 시장은 걸음마 수준이었다. 특히 모발이식은 극히 희귀했다. 시장성이 적기에 상업성이 떨어졌다. 성형외과나 피부과 전문의들이 탈모에 거의 눈을 두지 않은 것은 당연한 일이었다.

그런데 심플한 나의 눈에는 수많은 탈모인이 보였다. 희소성이 대중성으로 바뀌는 세상이 예측됐다. 인간의 발달 단계는 단순하다. 생리적 욕구가 해소되면 인정받고 싶은 마음이 강해진다. 경제가 성장할수록 미용 성형이 각광 받고, 탈모도 큰 화두가 될 것으로 여겼다.

단순함과 순수함을 사랑하는 나는 탈모치료, 모발이식 한길만 걷기로 결심했다. 돈을 번 동료, 병원을 크게 키운 선배들의 소식에 아예 귀를

닫았다. 김정철 교수님의 1세대 제자가 되어 오로지 모발만 생각했다. 단 하나의 꿈은 모발이식 1인자였다. 이를 위해 밤낮을 가리지 않고 연구와 수술에 몰두했다. 의지와 열정과 실천은 시간의 흐름 속에 자신감으로 승화됐다.

배움의 종착역은 실천이다. 1997년 우리나라 최초의 탈모치료 전문 병원인 모제림성형외과의 전신인 황정욱성형외과를 개원했다. 탈모치료 1세대 의사로서 모발이식 1인자로 인정받는 순간만을 상상하며 앞으로 달려왔다. 탈모치료 외길 인생이 벌써 30여년이다. 모제림성형외과의 모발이식도 12만 사례가 넘었다. 대한민국 최초, 최다 수술 기록이다. 심플함, 단순함, 명확함이 일군 개가다.

탈모치료 1세대 의사인 내가 걸어간 흔적은 어렴풋이 후학들에게 길이 되고 있다. 탈모치료를 하는 의료진과 탈모인에게 종종 나침반이 되고 있다. 앞서 길을 걸은 덕분이다. 그래서일까. 심플한 내 가슴에 책임감이 심어지고 있다. 탈모 치료의 바른 방향성 정립을 위한 사명감이다. 이에 탈모치료의 정석을 알리는 마음으로 책을 썼다.

심플하게 탈모 치료에 좋은 방법들을 소개했다. 탈모인이 궁금해 하는 49가지를 단순하고 명확하게 정리했다. 과학인 의학, 현실의 의료행정, 절박한 심리의 민간요법, 탈모의 문화 현상 등을 다뤘다. 정보의 왜곡과 상식의 오류를 잡고, 약물과 유전의 세계를 살폈다. 탈모 정보의 빌딩, 모발이식 스킬의 정수도 공개했다.

책은 모두 5장으로 구성됐다. 1장에는 모발이식의 모든 것과 성공적인 탈모 치료법을 담았다. 2장에서는 모발의 고학과 흥미로운 진실의 문을 소개했고, 3장에서는 탈모와 유전자의 신비로운 세계를 조명했다. 4장에서는 발모의 신을 꿈꾸는 인간이 개발한 효과만점의 탈모 치료제의 효능과 효과를 분석했다. 5장에서는 문화 현상으로서의 탈모와 의료 행정 현장의 현주소를 짚었다.

  책이 나오기까지 많은 분의 도움이 있었다. 김정철 교수님의 세심한 지도와 배려는 새가 알에서 깨어 나오는 힘이 되었다. 수십년 동안 교류를 한 의료계의 많은 선후배분들의 격려와 응원은 탈모 치료를 넘어 인생의 큰 북돋움으로 자리매김했다. 또 K-메디컬의 지평을 모발이식으로 넓혀온 모제림성형외과 의료진과 임직원들의 노력에 대한 감사는 아무리 강조해도 지나치지 않는다. 대한민국 모발이식의 표준을 세워온 모제림성형외과 동료 의료진에게 특히 감사를 드린다. 투박한 글을 읽기 편하고 세련된 문장으로 거듭나도록 지도해준 이상주 작가님에게도 고마움을 표한다.

- 2023년 10월, 압구정동 연구실에서 황정욱

| 지은이 황정욱 |

성형외과 전문의로 우리나라 1세대 모발이식 전문가다. 경북대 의대 재학 시 한국에 모발이식술을 처음 도입한 김정철 교수를 사사(師事)한 게 인생의 터닝 포인트가 됐다. 모낭군 이식술을 세계 최초로 개발한 김정철 교수의 지도를 받으면서 모발이식을 평생의 업으로 삼았다.

1997년 개원한 그는 2023년까지 한 병원에서 12만 케이스의 모발이식을 성공시켰다. 우리나라 최초이자 최다 모발이식 기록이다. 또 탈모 치료, 모낭이식, 헤어라인 교정 등 최신의 진료시스템을 구축했다. 그가 선도한 모발이식 기술과 치료 시스템은 우리나라 탈모치료의 표준이 되어갔다.

탈모치료의 산 역사이자 신화인 그는 수많은 의사들에게 모발이식술을 전파했다. 그들은 전국의 20여 병원에서 모발이식을 집도하고 있다. 또 해외 의료진 대상 모발이식 연수 교육으로 K-메디컬의 국제적 위상도 높이고 있다. 그가 해마다 주도하는 모발이식 연수 교육에는 이란, 일본, 중국, 홍콩, 싱가포르 등 다국적의 의료인이 꾸준히 참여하고 있다.

그는 지속적인 학술연구 등으로 한국의 모발이식 대중화와 치료기준 지시, 의료인의 모발이식 기술 수준 세계 정상급 실현에 성공했다. 그가 설립한 모제림성형외과는 직원 100명인 국내 1위 모발 전문병원으로 우뚝 섰다. 국내 1인자로 자리매김한 그의 2차 꿈은 모제림성형외과를 세계 톱클래스 글로벌 병원으로 성장시키는 것이다. 이미 중국, 일본 등에서 성과를 올린 그는 모발이식 K-메디컬의 대표주자 답게 고급화, 프리미엄화 전략으로 세계인의 가슴에 울림을 전할 계획이다.

차례

❶ 모발이식과 성공 탈모치료
약물치료인가, 모발이식인가   12
첫 모발이식, 병원 선택의 기준   16
모발이식 성공 3요소는 시공인   21
모발이식! 절개법인가, 비절개법인가   26
모발이식, 많이 하는 질문 10가지   29
모발이식과 공여부 우성 원리   34
모발이식과 모낭 불변의 법칙   38
모발이식 재수술과 1만 2천 시간 법칙   42
모제림 비절개 모발이식과 고생착 비결   46
표준을 지향하는 모제림 모발이식 절개법   51
모발이식 표준을 세운 황정욱과 K-메디컬   56

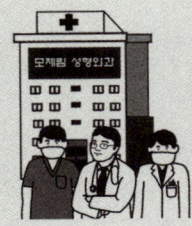

❷ 모발의 과학과 진실의 문
체온조절인가, 성적 매력 발산인가   62
모발의 복잡 구조와 별별 기능   65
정자 기증 못하는 3억 명 탈모인   69
탈모, 의학적 개념과 자연주의적 관점   72
한국인의 모발과 각 인종 특징   76
스물다섯 차례 환생한 머리카락   80
한국인의 머리카락 두께와 모발이식   83
축구선수 헤딩의 충격량과 탈모 변수   86
다이어트 탈모 10가지 이야기   90
머리채 싸움과 영구탈모 변수   95

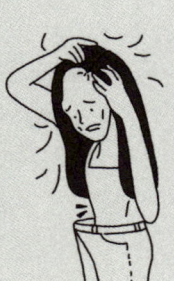

❸ 탈모와 유전자의 세계
신(神)이 버린 남자, 신이 사랑한 여자   100
DHT는 탈모 악당인가, 발모 천사인가   104
탈모 유전자 세계와 모발탈락 예방   108
유전 탈모로 본 소아 청소년과 성인   112

여자 대머리와 호르몬의 작용과 반작용　115
탈모 유발 직업, 대머리 안 되는 직업　118
손가락 길이와 탈모, 발가락 길이와 유전　122
일란성 쌍둥이의 동시 탈모 확률　126
미스터리인 원형 탈모 10가지 특징　129
쉐딩 현상, 모발탈락 충격 현장　134

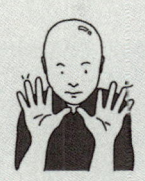

❹ 탈모치료 약물과 발모의 신
탈모 치료 약물의 세계　140
피나스테리드와 프로페시아　145
두타스테리드와 아보다트　148
미녹시딜과 로게인　152
탈모 치료제와 정력 감퇴의 진실　155
탈모 치료제와 정력 약화 대책　159
대머리 평판과 정력의 상관관계　164
모발 생장 15가지 물질과 성장인자　167
탈모 스트레스, 스트레스 모발 탈락　171

❺ 탈모 문화와 의료 행정 현장
탈모 치료와 실손의료보험　176
모발이식 수술과 국민건강보험 급여　179
탈모 치료 효과와 의약품, 의약외품, 화장품　182
동서양인 모발 차이와 튀르키예 모발이식　185
검은콩의 탈모 개선은 속설인가, 의학인가　188
샴푸 없는 노푸, 모발 없는 푸어 헤어　191
샴푸! 발모 축복인가, 희망 고문인가　195
탈모인 머리 감기 10계명　199
병원의 모발 정밀검사와 탈모 진단　204
탈모 자가진단 10가지 방법과 하루 모발 100개 탈락의 함정　208

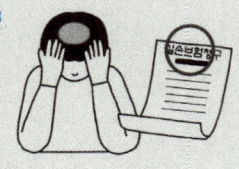

1

모발이식과 성공 탈모치료

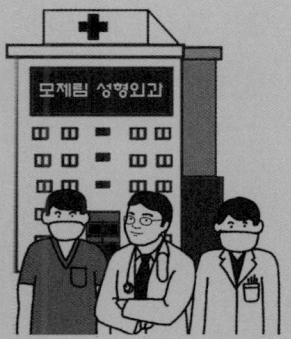

약물치료인가, 모발이식인가

탈모가 진행 중이라면 어떤 치료를 받아야 할까. 머리카락이 아예 없는 완전 대머리에게 적합한 치료법은 무엇일까. 탈모 치료법은 크게 두 가지다. 모발재생치료와 모발이식이다.

　모발재생치료는 빠진 머리카락을 다시 나게 하는 기법이다. 가늘고 약해진 모발을 굵고 강하게 해 탈락되지 않게 하는 치료가 포함된다. 방법은 약물을 복용하거나 모발이 빠진 부위에 도포한다. 치료 효과를 높이기 위해 복용과 도포를 병행하는 게 일반적이다. 이 방법은 약물치료로 더 잘 알려져 있다.

　모발이식은 머리카락이 빠져서 휑해진 부위에 자신의 후두부 모발을 옮겨 심는 것이다. 후두부에는 약 1만 3천 개의 머리카락이 있다. 이 모발은 탈모 유전인자의 영향을 받지 않는다. 이식 후 착근만 되면 건강하게 유지된다.

　약물치료와 모발이식 치료 선택에는 크게 세 가지를 고려해야 한다.

첫째, 유전 여부다. 탈모는 DHT(dihydrotestosterone) 호르몬이 원인인 안드로겐형 탈모(유전형 탈모)와 환경적인 요인에 의한 비안드로겐형 탈모(환경형 탈모)로 나눌 수 있다. 유전형 탈모는 진행도에 따라 약물치료와 모발이식을 선택할 수 있다. 유전형 탈모는 이마 위 양 측면을 중심으로 머리카락이 줄어드는 M자 형태와 정수리에 모발이 탈락하는 O자 형태가 있다. 심한 경우는 M자 형태와 C자 형태가 동시에 진행되기도 한다.

정수리 부분에 형성되는 O자 형태 탈모는 약물치료를 우선하는 게 현실적이다. 대개 정수리는 탈모 후에도 오랜 기간 모낭이 건

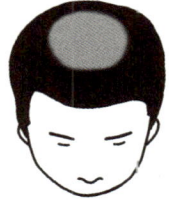 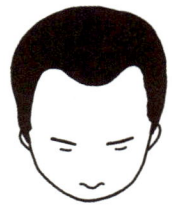

강하여 모근이 존재하는 편이다. 그렇기에 약물치료 효과가 뛰어난 편이다. 또 모낭이 건강한 정수리 부위에 모발이식을 하면 착근 성공률이 크게 높지는 않다. 이식 과정에서 기존 모낭 손상이 불가피해 탈모가 더 진행될 수도 있다. 따라서 O자형 탈모는 모낭 손상이 심한 경우만 모발이식을 하는 게 좋다.

반면 M자 탈모, 특히 M자와 O자가 모두 나타나는 경우는 모발이식이 효율적이다. M자형 탈모는 약물 재생치료가 쉽지 않다. 두피를 뚫고 나오는 여린 머리카락은 굵기가 30μm 이상이 되어야 빠지지 않고, 성장할 가능성이 높다. 약물치료 초창기에는 가느다란 모발이 두피 이곳

저곳을 뚫고 올라온다. 그러나 대부분은 30μm 굵기에 미치지 못하고 탈락하게 된다. 오래된 M자 탈모는 모낭 손상도 심할 수 있다. 이 경우 올라오는 모발이 제한적일 수밖에 없다.

환경형 탈모는 O자 형태가 많고, M자는 거의 보이지 않는다. 특정 부위보다는 두상 전체에서 모발 탈락이 일어난다. 환경형 탈모는 머리카락이 빠지는 원인이 제거되면 모발이 다시 생성된다. 이는 약물치료가 답이고, 모발이식이 불필요함을 의미한다.

둘째, 모낭의 건강도 여부다. 머리카락의 주요구성은 모간(毛幹) 모근(毛根) 모유두(毛乳頭) 모낭(毛囊)이다. 모간은 피부 밖으로 나온 줄기이고, 모근은 머리카락의 씨앗이라고 할 수 있다. 모근 최하단에 존재하는 모유두는 모세혈관으로부터 산소와 영양분을 공급받아 머리카락을 성장시킨다. 모낭은 모근을 자라게 하고, 보호하는 집의 역할을 한다. 모낭이 부실하면 모근은 정상적으로 자랄 수 없다. 따라서 모낭이 건강하면 약물치료를 우선하는 게 좋고, 모낭의 건강도가 현저히 떨어지면 모발이식이 방법이다.

셋째, 모근의 존재 여부다. 모발의 수명은 3~8년이다. 머리카락은 평생 15~25회의 세포분열을 하며 생을 이어간다. 그러나 모낭이 건강하지 못하거나, 유전적 요인이 있으면 모근이 제대로 성장하지 못하고 조기 탈락할 수 있다. 사람의 모낭에는 모근이 1~4개 있다. 서양인은 10명 중에 9명꼴로 모낭 당 모근이 2~4개 있다. 반면 한국인은 대다수가 1개에 불과하다. 모근이 존재하면 약물치료로 개선할 가능성이 있다. 그러나 모근이 사라지면 씨앗이 없는 상황이기어 모발이식만이 유일한 대안이다.

모발재생 치료인 약물치료와 모발이식 치료는 장단점이 있다. 약물치료는 간편함이 최고의 장점이다. 그러나 유전형 탈모의 경우, 치료 후에도 약을 계속 복용해야 한다. 약 복용을 중단하면 1년 내에 치료 전 상태로 돌아갈 수 있다. 또 6개월에서 1년 이상의 오랜 치료 기간도 단점이다.

모발이식은 탈모 유발 호르몬의 영향을 거의 받지 않는 게 장점이다. 한 번 이식한 모발은 반영구적이다. 단점은 수술에 대한 부담감이다. 또 회당 이식할 수 있는 모발의 수가 개인별로 차이가 있으며, 평생 이식 할 수 있는 횟수도 한계가 있다. 모발이식 후에도 약물을 복용하는 게 좋다. 약물을 끊으면 이식한 모발은 유지되지만 탈모 호르몬의 영향을 받는 인접 부위 머리카락은 빠질 수 있기 때문이다.

첫 모발이식,
병원 선택의 기준

처음은 시간이나 순서의 맨 앞이다. 삶의 많은 부분은 첫 단추를 어떻게 꿰느냐에 따라 크게 달라진다. 첫사랑은 누구인가, 첫인상은 어땠는가, 처음에 누구를 만났는가, 첫 출발을 어디에서 시작했는가 등의 표현은 모두 처음의 중요성을 강조한다.

특히 모발이식 효과는 첫 병원, 첫 의사와의 만남이 결정적 변수다. 어느 병원, 어느 의사에게서 첫 모발이식을 했느냐가 이후의 삶의 만족도에 큰 영향을 미친다. 수술이 잘되면 장밋빛 레드 카펫을 걷는 기분인 반면 그렇지 않으면 재수술을 걱정하며 우울 모드에 빠질 수 있다. 더욱이 이식 모낭이 한정된 탓에 한 번 실패는 자칫 영원한 패배자로 전락할 수도 있다.

모발이식 불만족 사유는 균형 잃은 이식 모발의 방향과 각도, 생착률 저조로 인한 밀도 부족, 어색한 디자인 등이다. 첫 수술이 잘못되면 재수술에서 더 좋은 결과를 기대하기는 극히 어렵다. 이식 가능한 모낭의 절대 부족 탓이다. 그렇기에 첫 수술을 할 병원과 의사 선택의 중요성은 아무리 강조해도 지나치지 않는다. 성공적인 첫 병원 선택을 하려면 일곱 가지 요소를 세심하게 살펴보면 좋다.

첫째, 병원의 이력이다.

모발이식을 표방하는 병의원은 난립 상태다. 다른 분야 치료를 하면서 모발 분과를 추가한 곳도 있다. 모발이식 수술 시간은 절개방식 3~4시간, 비절개방식 7~8시간이 각각 소요된다. 하루에 1건, 최대 2건만이 가능하다. 이는 신규 병원이나 상당수 의사가 수술 경험이 적을 수 있음을 시사한다. 모발이식은 고도의 집중력이 필요한 술식이다. 그만큼 경험이 필요하다. 모발이식 한 분야만 전념한 병원, 오랜 경험이 축적된 병원이 좋은 결과를 낼 개연성이 높다. 병원의 순수 모발이식 경력을 확인하는 게 포인트다.

둘째, 수술방법이다.

산에 오르는 방법은 여러 루트가 있다. 개인의 특성과 취향에 따른 길을 선택할 때 만족도가 높다. 모낭이식술도 채취에서 이식까지 여러 방법이 있다. 한 종류의 수술법만 주력하는 병원 보다는 여러 접근법을 보유한 곳이 유리하다. 개인 특성에 따른 맞춤 수술을 진행하는 병원을 찾는 게 좋다. 또 의료진의 숙련도는 필히 확인해야 한다. 섬세한 모낭 채취와 정교한 이식, 기존 모발과의 방향 및 각도, 두상의 전체 이미지 등 고려해야 할 요소가 많다. 여러 요소 중 하나만 어긋나도 종합예술로서의 모발이식 가치는 훼손된다.

셋째, 유능한 모낭 분리사의 존재 여부다.

실력과 경험을 두루 갖춘 모낭 분리사의 병원 상주 여부를 확인한다. 모낭 분리사가 1명 근무하는 병원도 있고, 여러 명이 상주하는 곳도 있다. 또 비상근으로 수술 때만 병원에 출퇴근하는 경우도 있다. 숙련도 높은 모낭 분리사는 모낭을 안전하게 분리시킬 가능성이 높다. 반면 경험이 부족한 모낭 분리사는 귀한 모낭을 자칫 쓸모없게 만들 개연성도 있다. 모낭은 빠르게 분리하고 이식해야 한다. 생착률을 높일 수 있는 전문성 높은 모낭 분리사의 존재는 모발이식의 절대적 조건이다. 또한 집도의와 모낭 분리사의 눈빛으로도 호흡할 수 있는 팀워크도 중요하다.

넷째, 수술 후기를 살핀다.

병원별로, 집도의별로 디자인 철학이 다르다. 자신이 원하는 방향의 케이스 수술 경과를 살피면 판단에 도움이 된다. 병원 전체 후기 중에서 불만 글의 비율을 확인하는 것도 방법이다. 맹목적으로 무조건 많은 모수, 비용만을 우선시 하는 선택은 지양해야 한다. 모발이식은 많이 심는 것 못지않게 생착률이 중요하다.

다섯째, 병원 대기실에서 환자들과 대화한다.

병원 홈페이지나 각종 SNS에 올라온 모발이식 후기 중에는 신뢰성이 낮은 경우도 있다. 순수한 후기 못지않게 병원에서 마케팅 차원에서 게시한 홍보성 글도 포함될 수 있기 때문이다. 글의 순수성 여부 판단은 쉽지 않다. 따라서 게시 글을 읽은 뒤 해당 병원에서 모발이식을 한 사람들을 만나 이야기를 듣는 게 가장 좋다. 병원 대기실에는 진료를 기다리는 환자들이 있다. 그들의 모발 상태를 눈으로 직접 보고, 대화하면 보다 바른 선택을 할 수 있다.

여섯째, 수술 후 케어를 확인한다.

모발이식은 수술 결과 확인까지 최소 1년을 지켜봐야 한다. 수술 1년 후에 밀도 보강이 진행되기도 한다. 이는 수술 후 꾸준한 관리의 중요성을 의미한다. 간혹 병원이 폐업하는 사례도 있다. 이 경우 사후 관리를 받지 못한다. 사후 관리까지 확실히 하는 튼튼하고 건실한 병원을 선택해야 모발이식 결과가 좋을 가능성이 높아진다.

일곱째, 의료진의 연구하는 분위기다.

성공하는 모발이식 병원은 계속된 연구 활동을 한다. 정기 컨퍼런스, 라이브 서저리(live Surgery)를 개최하는 병원이라면 일단 눈여겨볼 만하다. 모발이식의 최신 정보와 사례 경험을 나누며 토론하는 병원은 모발이식 자체 기술력이 높을 수밖에 없다. 수술 완성도가 당연히 높아진다. 이는 모발이식을 하는 많은 의료인이 있을 때 가능하다. 모발이식만 전문으로 하는 의사가 10명 이상인 병원에서는 이 같은 문화가 가능하다.

모발이식 성공 3요소는 시공인

한국인에게는 천지인(天地人) 전통사상이 있다. 하늘과 땅과 사람이 조화되는 인본사상이다. 이는 천시(天時) 지시(地時) 인시(人時)를 통한 상황분석과 예측 가능성으로 표현되곤 했다. 셋이 합응(合應)될 때 운(運)이 흥하는 것으로 여겼다. 삼위일체 가치관은 모발이식에서도 절대적이다. 모발이식 성공 3요소가 시간(天) 공간(地) 인물(人)이다. 시간은 언제 이식을 하느냐고, 공간은 어느 병원에서 하느냐고, 인물은 어느 의사에게 하느냐를 의미한다. 시간(天)적 요소가 바로 때인 시기다.

모발이식을 해야 할 때는 크게 3시기로 볼 수 있다.

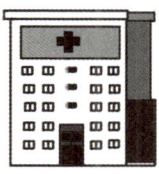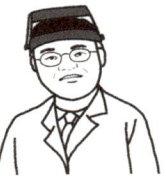

첫째, 탈모가 심한 경우다. 안드로겐 탈모는 서서히 진행된다. 초기 탈모는 약물치료로 효과를 볼 수 있다. 그러나 주변 사람들이 탈모 걱정을 할 정도이거나 아예 두상이 휑한 상태라면 모발이식을 고려해야 한다.

둘째, 약물치료 효과가 미미할 때다. 탈모 치료제를 6개월 이상 복용했음에도 모발 개선이 되지 않으면 모발이식을 준비하는 게 좋다. 특히 1년 이상 치료해도 효과가 뚜렷하지 않으면 약물에 대한 미련을 버리는 게 현실적이다.

셋째, 외상 등으로 모낭이 사라진 경우다. 태어날 때부터 머리카락이 빈약한 선천성 탈모, 화상 같은 피부 손상에 따른 반흔성 탈모, 머리를 촘촘하게 땋거나 강하게 말아 올린 탓에 두피에 상처가 생긴 견인성 탈모도 모발이식이 대안이다.

반면 모발이식을 미뤄야 할 때가 있다. 먼저 어린 나이다. 안드로겐 탈모는 성장이 끝난 뒤 진행된다. 빠르면 20세 무렵에 진행되기 시작해 30대 무렵에 신경이 곤두서고, 40대부터 대머리에 가깝게 되는 경향이 있다. 따라서 연령적으로는 30대 이후가 자연스럽다. 최소한 고교 졸업 후에 이식하는 게 좋다. 10대 초중반 어린 나이는 가급적 약물치료를 선택하는 게 바람직하다.

다음, 발모벽으로 인한 탈모는 모발이식 효과가 없다. 심리적 불안 등으로 모발을 계속 쥐어뜯는 발모벽은 새로운 모발이 나도 계속된다. 따라서 발모벽 치료 후에 모발이식을 해야 한다. 원형탈모 등 질환에 의한 탈모도 마찬가지다. 원인 질환을 치료하는 게 우선이다. 질환이 치료되면 특별한 경우를 제외하면 모발이 다시 자란다.

또한 스트레스에 노출됐을 때도 피해야 한다. 스트레스 때 생성되는 코티솔(cortisol)은 인슐린 저항성과 혈압을 높인다. 면역력도 떨어뜨려 염증에 취약하게 된다. 모발이식 후 염증 반응 우려가 평시보다 높아진다. 따라서 긴장과 분노, 불안이 계속될 때는 모발이식을 미루는 게 좋다. 이밖에 건강에 자신이 없을 때, 공여부인 후두부 모발이 부족할 때, 아스피린 등 혈전용해제 복용 때도 모발이식을 삼가야 한다.

공간(地)적 요소는 수술 병원이다. 성공 경험과 풍부한 노하우를 갖춘 병원 선택 때 풍성하고 자연스러운 모발을 가질 가능성이 높다. 한국의 잠재 탈모 인구는 1,000만 명이다. 무한경쟁 시대에 사는 많은 의료인이 시장이 커지는 모발이식 분야에 눈을 돌리는 게 현실이다. 관련 병원이 우후죽순 생겨나고, 기존 병의원에서 모발이식 분과만 추가하는 사례도 적지 않다. 모발이식은 의사면허만 있으면 누구나 할 수 있지만 결과는 천양지차일 수 있다.

완성도 높은 모발이식은 숙련의들이 다수 포함된 규모 있는 병원일수록 가능성이 높아진다. 숙련의들의 세심한 협진체제, 의료인의 축적된 임상경험과 노하우, 모낭 분리사 등 우수한 스태프, 체계적인 관리, 효율적인 행정 등에서 절대 우위를 점유하고 있는 덕분이다. 의술은 지식과 경험의 산물이고, 시스템에 의해 크게 좌우되는 서비스업이기도 하다. 이런 점에서 수술은 물론 사후 관리까지 완벽에 가깝게 진행하는 건실한 병원 선택은 매우 중요하다.

1997년부터 모발이식을 전문으로 시행하고 있는 모제림성형외과는 17명의 의사를 비롯한 간호사 상담사 행정직원 등 100여명의 직원이 수술 전부터 사후 관리까지 일사불란하게 안내 관리하고 있다. 특히 의료진들은 정기 컨퍼런스, 라이브 서저리 개최, 학회에서의 지속적인 성과 발표 등으로 모발이식계를 선도하고 있다.

천시(天時)와 지시(地時)는 인시(人時)로 완성된다. 시기가 맞아도, 기구와 장비가 첨단이어도, 일의 최종 성사 여부는 사람에게 달려 있다. 집도의의 능력에 따라 결과가 달라진다. 사람마다 두상 형태, 탈모 진행 범위, 모발과 두피 상태가 다르다. 사람마다 이식 방법과 디자인에 특색이 있어야 한다.

모발이식 성공 경험과 노하우가 풍부한 의사는 개인의 특성에 맞는 맞춤 수술을 진행할 수 있다. 특히 예술적인 심미안을 갖춘 전문의는 미용적 완성도를 지극히 높인다. 이때 의료인과 환자의 디자인 철학이 일치되어야 한다. 의사는 환자에게 최고의 디자인을 명쾌하게 설명할 능력이 있어야 한다. 또 집도의와 모낭 분리사의 팀워크도 변수다. 모발이식의 1차 관건은 모낭 채집이다. 전문의의 계속된 소통 속에 경험 많은 모낭 분리사는 두피에서 모낭을 손상 없이 분리할 수 있다.

모제림성형외과는 1997년부터 2023년까지 26년 동안 모발이식에 전념해오고 있다. 황정욱 대표원장 등 전문 의료진은 기념비적인 12만 건에 이르는 탈모 이식수술을 기록했다. 또 남성센터, 여성센터, 탈모치료 센터로 전문영역을 세분화해 치료 완성도를 높여왔다.

특히 모발이식도 절개 모발이식, 비절개 모발이식, 눈썹 모발이식, 수염 모발이식, 흉터 모발이식, 재수술 모발이식 등 각 분야를 망라하고 있다. 각 영역이 세분화된 모발이식 전문병원으로서의 입지를 굳건히 했다. 또한 반영구 문신을 모발이식 분야로 편입시키고, 샴푸 등의 탈모와 두피 관련 제품을 모발이식 영역에 도입했다. 수술 외의 부가적인 면도 세심하게 챙기는 노력으로 모발이식 효과를 극대화하고 있다.

모발이식! 절개법인가, 비절개법인가

모발이 존재하는 사람의 두상은 공여부와 수여부로 나뉜다. 공여부(Safe Donor Area)는 모낭을 제공할 수 있는 부위이고, 수여부는 모낭을 이식받게 되는 부위다. 공여부는 안드로겐 탈모가 진행되어도 모발이 탈락하지 않는 후두부와 측두부다. 수여부는 유전자의 영향으로 머리카락이 빠지는 전두부와 정수리가 해당된다. 또는 외상으로 인해 모낭이 존재하지 않는 후두부나 측두부도 대상이 될 수 있다.

  안드로겐 탈모나 외부 압력 등으로 머리카락이 빠지면 모발재생 치료가 우선이다. 그러나 모낭이 훼손된 경우는 모발이식이 불가피하다. 후두부의 모낭을 머리카락이 빠진 부위에 옮겨 심는 모발이식은 자가모발이식술이나 모낭이식술로도 불린다.

  모발이식은 후두부(일부는 측두부) 공여부에서 모낭을 채취하는 방법에 따라 절개법과 비절개법으로 나뉜다. 절개 모발이식은 공여부의 일정 면적 두피를 절개한다. 또 떼어낸 피부 조직에서 이식할 모낭을 분리하는 방식이다.

절개는 건강한 모발이 있는 후두부에서 일직선 형태로 한다. 모낭 채취 후 두상의 휑한 부위에 이식한다. 두피를 떼어낸 부분은 피부의 끝과 끝을 꿰매 봉합한다. 절개에서 봉합까지는 1~2시간이 소요된다. 모발 이식량에 따라 전체 소요시간은 차이가 난다. 수천 모를 이식할 경우 7~8시간이 필요할 수도 있다.

절개법은 모낭 채취 시간과 이식 시간이 짧은 게 장점이다. 대량 이식이 가능하고, 수술도 쉬운 편으로 경제적 효율성이 뛰어나다. 절개 부위 주변의 머리카락은 면도하지 않고 유지한다. 그 결과 이식 모발 성장 예측도 수월하다. 또 뒷머리에 남은 선 형태의 흉터를 가리는 효과도 있다. 일상생활의 빠른 복귀 요인이다.

단점은 비절개법에 비해 통증이 있고, 회복 기간이 길다. 절개한 두피 길이만큼 일직선 흉터 가능성이 있다. 최근에는 흉터 위로 머리카락이 자라게 하는 무흉터 봉합술로 절개된 부위의 상당 부분을 감출 수 있다. 또 스킬이 뛰어난 의사는 봉합 때 에지(edge)를 정확하게 맞춰 흉터를 최소화할 수 있다. 다만 절개 부위가 넓고, 모낭 채취 스킬이 부족해 공여부 주변 모발이 손상되면 흉터 가림에 한계가 있다.

비절개법은 공여부의 두피를 절개하지 않는다. 대신 펀치로 필요한 모낭을 하나씩 채취 후 탈모 부위에 이식한다. 절개 방식과 달리 눈에 띄는 후두부 손상이 거의 없다. 옮겨 심은 모낭에 움튼 모발은 원래 자라던 머리카락처럼 탈모 유전자 영향을 받지 않는다. 출혈이 최소화된 비절개 방식은 대부분 7일 이내에 회복이 된다. 반면 두피 절개 방식은 치유 시간이 길 수밖에 없다. 상처가 아무는 데까지 2~3주가 걸리기도 한다.

비절개법의 장점은 절개를 하지 않기에 봉합이 필요 없다. 그 결과 통증과 흉터 부담을 크게 덜 수 있다. 건강한 모낭을 넓은 공여부에서 선택적으로 채취하는 것도 긍정적 요소다. 모발의 소량 이식 때는 아주 유용하다.

그러나 모낭을 하나씩 채취해야 해 손이 많이 간다. 채취 시간이 길고, 수고로움이 더해 비용 부담이 느는 게 단점이다. 공여부의 모발 밀도가 낮거나 개수가 적으면 적용이 쉽지 않다. 또 모낭 채취 시 손상률이 절개법 보다 높다. 후두부의 모발이 짧거나 가늘면 모낭 채취로 생긴 작은 흔적들이 흉터처럼 보일 수도 있다. 2천 모 이상의 다량 이식이 어려운 것은 아쉬운 대목이다.

절개 방식과 비절개 방식은 각각 특징이 있다. 방식의 선택은 탈모 형태, 탈모 범위, 채취 가능한 모낭 수, 디자인의 미용적 관점, 환자의 선호 등을 종합적으로 고려해야 한다. 어느 방법이든 최고의 효과는 첨단 장비와 전문의의 풍부한 임상경험, 맞춤 진단, 시스템화된 병원 관리 체계가 하모니를 이룰 때다.

모발이식, 많이 하는 질문 10가지

탈모가 진행되면 모발 재생치료를 바로 시작하는 게 좋다. 초기일수록 치료 효과가 뛰어나다. 탈모가 오래되고, 심할수록 모낭 손상 가능성이 높아지고, 치료율은 떨어진다. 그러나 모발이식은 서두를 필요가 없다. 모발을 살릴 수 있는 방법이 없을 때 마지막 수단으로 행하는 게 바람직하다. 탈모인은 모발이식에 대해 궁금증이 많다. 모발이식 상담 때 탈모인들의 질문 빈도가 높은 10가지를 정리했다.

하나. 모발이식은 언제 하는 게 좋은가.

안드로겐 탈모가 상당히 진행된 상태가 좋다. 모발탈락이 막 시작된 경우는 약물 치료를 하는 게 우선이다. 약물치료로 더 이상 효과를 보지 못할 때 선택을 한다. 또 시간과 금전 문제도 고려해야 한다. 건강이 양호해 몸의 면역력이 강할 때가 바람직하다. 부부싸움을 하거나 누군가와 시비가 붙은 날은 피한다.

둘, 모발이식은 어떤 사람이 효과가 높은가.

탈모 속도가 느리고, 일가친척 중에 심한 탈모인이 없는 40대 곱슬머리 남성의 치료 효과가 높다. 이식 효과를 오래 유지할 가능성이 높다. 반면 20대 청년은 수술 후의 탈모 양상 예측이 쉽지 않다. 탈모 부위에 모낭을 이식했는데, 주변부에서 빠르게 또다시 모발탈락이 일어날 수 있다. 이 경우 외관상 좋지 못할 수 있다.

셋, 모발이식 만족도는 어느 정도인가.

이식 모발의 생착률은 90% 내외다. 이식한 모낭에서 대부분 모발이 생존한다. 그러나 탈모 부위는 넓고 이식 모낭은 한계가 있다. 따라서 탈모 전의 10대와 같은 무성한 모발 숲 조성은 불가능에 가깝다. 이를 감안해 현실적인 목표치를 세운 사람은 만족도가 높다. 반면 가발처럼 풍성한 모발을 기대한 사람은 만족도가 떨어진다. 현실적으로 이식 모낭 극대치는 1만 개 이하다. 모낭 수천 개에서 움트는 모발만 생각하는 게 합리적이다.

넷, 수술 부위에 흉터가 생기지 않는가.

이식 부위 흉터는 집도의의 능력과 관계가 깊다. 이식은 모발 굵기에 맞는 개인별 맞춤 식모기를 사용한다. 수술 때 집도의의 세련된 테크닉과 함께 수술 후의 모발 정리, EGF 도포, 메조테라피와 레이저 치료가 완벽하게 이뤄지면 흉터를 최소화할 수 있다. 최소화된 흉터는 옆의 긴 머리카락으로 가릴 수 있다. 완벽한 수술을 위한 최고의 조건은 집도의의 테크닉이다. 식모기를 두피에 깊게 찌르면 함몰 흉터가 생기고, 얕게 찌르면 생착률이 떨어지게 된다.

다섯. 모발이식 후에도 탈모 약을 복용해야 하는가.

탈모 유전자 영향을 받지 않는 후두부의 영구 영역에서 튼튼한 모낭을 채취해 옮겨 심는다. 따라서 이식 모발은 탈모가 되지 않고, 건강하게 성장한다. 다만 이식한 모발 주변의 머리카락은 계속 탈모 호르몬의 영향권에 있다. 탈모 치료약을 계속 복용하지 않으면 이식한 모발 주변부의 머리카락은 빠지게 된다.

여섯. 수술 때 통증은 어느 정도인가.

절개법은 여느 수술과 비슷하고, 비절개법은 절개법의 10% 정도의 통증이다. 그런데 모낭 채취 때와 이식 때는 부분마취나 수면마취를 해 통증을 거의 느끼지 못한다. 많은 병원에서는 수술 전후에 통증 완화 처방을 한다. 모제림성형외과에서는 수술 전과 수술 중에 통증 완화 약물을 투입한다. 수술 후에는 통증을 없애주는 무통 주사를 처방하고 있다. 따라서 수술 때는 물론 수술 후에도 통증은 크게 의식하지 않아도 된다.

일곱, 모발이식 생존율은 어느 정도인가.

모낭 단위 이식수술은 모발 생존율이 90%를 웃돈다. 후두부의 건강한 모낭을 하나씩 메스로 박리하는 비절개법이나, 뒷머리 두피를 일직선으로 자른 후 모낭을 채취하는 절개법이나 생존율은 비슷하다. 두피와 모낭에 영양분 공급을 충분히 하고, 발모제를 복용하고, 도포하면 생존율이 더욱 높아진다.

여덟, 모낭 이식에 걸리는 시간과 이식 모낭은 어느 정도인가.

모발이식에서 절개법은 3~4시간, 비절개법은 7~8시간이 소요된다. 모낭이식은 회당 2000~4000개를 한다. 안전 공여부의 모낭은 사람마다 차이가 있는데 1만 개를 넘기 어렵다. 따라서 이식 모낭의 한계는 1만 개로 볼 수 있다. 2000개씩 시술하면 4~5회 가능한 수치다.

아홉, 모발이식 후 언제부터 일상생활이 가능한가.

앞머리만 있다면 티 안 나게 바로 일상으로 복귀할 수 있다. 이식 후 다음날부터 샴푸 사용이 가능하다. 출근이나 등교 등의 일반적인 일상생활을 자연스럽게 영위할 수 있다. 이식 부위 또한 앞머리로 가리면 별 부담이 없다. 그러나 이식 부위에 무리가 갈 수 있는 음주, 흡연, 운동 등은 생착이 완료되는 10일 이후부터 해야 한다.

열, 수술 후 머리카락이 나기까지의 과정은 어떻게 되는가.

모제림성형외과의 예로 설명한다. 환자는 수술 직후 약물 복용법과 부작용 예방법 등 전반적인 설명을 듣는다. 탈모 치료약은 수술과 상관없이 계속 복용한다. 수술 다음날에서 4일째까지 가급적 병원을 방문해 머리를 감는다.

수술 다음 날부터 머리를 감고, 직장 등의 일상생활을 한다. 수술 부위에 생긴 가벼운 딱지는 며칠 후에 저절로 떨어지게 놔둔다. 수술 10~12일째 뒷머리의 실밥을 뽑는다. 이식 모발은 상태에 따라 다르지만 수술 2주에서 1개월 사이에 70~90%가 빠진다. 두피 속에 모근만 남아 있다가 3~5개월 사이에 새로 자란다.

이때는 이식 모발뿐 아니라 주위의 모발도 일부 빠질 수 있다. 동반 탈락 모발은 대부분 3~4개월 후에 다시 자란다. 수술 3~4개월 후에는 이식한 모발이 새로 자라기 시작한다. 이때부터 원래 후두부 모발의 성장 속도대로 1개월에 1~1.5cm 정도 자란다. 수술 10개월에서 1년 무렵에는 이식모가 5~6cm 성장한다. 이식 모발이 새로 다 자라나는 시기로 수술 결과를 확인할 수 있다. 수술 부위의 상태를 확인하고 2차 수술 여부를 판단한다.

모발이식과
공여부 우성 원리

모발이식에는 다양한 조건이 작용한다. 모낭 채취 방법, 이식 방법, 모발 밀도, DHT 비활성화, 쉐딩현상, 약물효과 등이다. 여러 요소 중에서도 핵심이 공여부 우성(供與部 優性) 원리다. 공여는 어떤 물건이나 이익 따위를 상대편에게 돌아가게 하는 행위다. 우성은 대립 인자 보다 유전적 특징이 잘 드러나는 성질이다.

사람에게는 손바닥, 발바닥, 입술 등의 극히 일부를 제외한 전신에 체모가 존재한다. 체모는 위치에 따라 각각의 기능과 수명이 다르다. 모발은 두피를 보호하고 체온을 조절하는 게 주 임무다. 수명은 3~8년이다.

눈썹은 흘러내리는 땀으로부터 눈을 지킨다. 속눈썹은 이물질이 눈에 들어가는 것을 막는다. 생명력은 5개월 남짓이다. 겨드랑이 털과 음모는 살과 살의 마찰에서 피부의 손상을 방지하고 냄새를 완화시킨다. 수명은 1년 남짓이다. 모발이 1m 가깝게 성장하는 데 비해 눈썹은 불과 3~4cm, 겨드랑이 털과 음모는 10cm 전후밖에 자라지 않는다. 직선형 모발을 가진 사람도 음모는 물결형이다.

머리카락도 위치에 따라 성질이 전혀 다르다. 전두부 및 정수리 모발은 DHT의 영향을 받아 안드로겐 탈모가 진행된다. 반면 탈모 유전자를 보유한 사람도 측두부 및 후두부의 머리카락은 굵고 건강하다. 가늘어지지 않고, 쉽게 빠지지 않는다.

이 같은 다양한 특징의 모발은 다른 부위에 옮겨 심어도 변하지 않고 지속된다. 이것이 공여부 우성 이론(Donor Dominance Theory)이다. 튀르키예의 의사인 '메나헴 호다라'는 1897년에 황선(favus) 탈모 부위에 건강한 두피를 봉합 이식했다. 공여부 모발이 수여부에서 생장함을 확인한 최초의 사례다. 일본의 '오쿠다와 후지타'는 1936년과 1942년에 각각 작은 이식 편으로 두피 화상 환자를 치료했다.

미국의 '바스키'는 1950년에 두상의 화상 부위에 음모와 겨드랑이 털을 이식했다. 이를 통해 두피에서 음모와 겨드랑이털 특성의 체모가 자람을 밝혔다. 미국의 '오렌트라이히'는 1959년에 체모의 특성은 다른 곳에 이식해도 성질이 변하지 않는 공여부 우성 개념을 정립했다.

모발이식은 모낭마다 다른 유전 특징을 활용한 술식이다. 후두부의 건강한 모낭을 전두부나 정수리에 이식하면 DHT의 영향을 받지 않고 자연수명을 다할 때까지 생존한다. 건강한 모낭을 안전하게 채취할 수 있는 영구영역(permanent zone)은 사람마다 차이가 난다. 모발이식은 영구영역의 모낭을 탈모 부위에 옮겨서 재배치하는 치료행위다.

안드로겐 탈모 유전자는 두상의 모발은 탈락시키는 반면 눈썹 이하 신체의 체모는 성장시킨다. 대머리가 흔히 팔과 다리에 체모가 많은 이유다. 모발이식의 가장 큰 어려움은 채취할 모낭의 부족이다. 모낭이 풍부해도 많이 채취하면 흉터가 남게 된다. 이에 호기심 많은 의사들은 팔과 다리의 체모나 음모, 눈썹을 두상에 이식하는 방법도 연구했다.

결론은 효과를 거의 볼 수 없었다. 공여부 우성 원리에 의해 기존의 형질이 그대로 나타나기 때문이다. 두상에 이식된 체모는 머리카락과는 달리 길이가 짧고, 구불거리고, 수명도 길지 않다. 두상에 이식된 체모는 오히려 보기가 흉해 미용 효과를 얻지 못한다.

또 체모 채취는 많은 시간과 높은 기술도 요구된다. 체모를 한 곳에 집중적으로 이식할 경우 미적 관점에서 좋지도 않다. 이에 대한 대안으로 후두부 모낭과 체모를 섞어서 이식하는 방법을 생각할 수 있다. 또 이식한 체모의 미용적 문제점은 두발 길이를 1cm 정도로 짧게 자르면 상당 부분 덜어낼 수 있다.

같은 논리로 모발을 음모나 눈썹에 이식하는 것도 가능하다. 이 또한 공여부 우성 원리에 따라 음모와 눈썹이 수십cm 성장해 효용성이 없다. 이처럼 체모를 두상에 이식하는 방법, 모발을 체모 부위에 심는 방법은 가능하다. 그러나 실용성이 떨어져 현실에서 활용되지는 않는다. 탈모 해소를 위한 모발이식은 후두부나 측두부의 모낭을 채취하는 게 가장 이상적이다. 후두부와 측두부의 모발 외형은 전두부와 정수리 머리카락과 일치하고, 공여부 우성 원리에 따라 DHT의 영향에서 벗어나 탈모가 진행되지 않기 때문이다.

모발이식과
모낭 불변의 법칙

프랑스 화학자 '라부아지에(Lavoisier)'는 1772년에 질량불변(質量不變)의 법칙(法則)을 발견했다. 화학 반응 전과 후의 물질 총질량이 항상 일정하다는 원칙이다. 질량보존의 법칙이라고도 한다. 근대 과학의 기초가 된 질량 불변의 법칙은 화학 반응 때 물질을 이루는 원자의 종류와 개수가 변하지 않기 때문이다. 원자는 단지 배열만 달라진다.

모발이식도 모낭 불변의 법칙이 적용된다. 모낭의 총량은 변하지 않고, 단지 배열 위치만 바뀔 뿐이다. 모발이식 수술은 대개 한 번에 2000~4000개의 모낭을 옮겨 심는다. 1회 수술만으로도 상당한 미용 개선 효과를 얻을 수 있기에 관심이 높다. 그런데 모낭은 뒷머리(일부는 옆머리)에서만 채취 가능하고, 이식하는 개수는 제한이 있다.

한국인의 두상에는 대략 10만 개 전후의 모낭이 존재한다. 한사람이 평생 이식할 수 있는 모낭은 9,000~10,000개다. 한 번에 2000개씩 이식하면 4~5회까지 시술할 수 있다. 보수적인 관점의 대한모발학회에서는 모발이식이 가능한 모낭을 8,000개 내외로 보고 있다.

이론상으로는 모발이식을 최대 7회까지도 가능하다. 그러나 대부분은 한 번에 끝내고, 생착률이 낮거나 밀도 보강을 위해 재수술 하는 정도에서 그친다. 이식수술은 평균 3~4시간 걸리고, 입원이 필요 없다. 수술 후 잠시 휴식과 간단한 처치를 받은 뒤 귀가할 수 있다.

이는 모발이식 때 자신의 모낭을 활용하는 덕분이다. 후두부에서 채취한 모낭을 탈모 부위에 이식한 결과 인체에서 거부반응이 없다. 다른 사람의 조직을 건네받으면 거부반응이 생길 수 있다. 이 경우 부적당한 면역 반응을 인위적으로 막는 면역 억제제 등의 약물을 복용해야 한다. 장기이식 거부반응을 억제하는 약물이 대표적이다.

반면 모발이식은 자가유래이식(autologous graft) 방법이다. 인체가 자신의 조직이기에 자연스럽게 받아들인다. 면역 억제제 등의 약물 복용 필요가 없다. 또 색깔, 조직, 성장 속도, 형태 등 머리카락 고유 성질이 이식 후에도 그대로 유지된다. 두피에 충분한 혈액과 영양이 공급되기에 생착력도 높다. 이식 모낭에서 모발이 제대로 자랄 확률은 90%를 상회한다.

사막과 같은 대머리나 휑하던 정수리에 머리카락이 수천 모 자라나면 느슨하지만 모발숲 형태가 조성된다. 탈모 전에는 이르지 못하지만 사막에서 물을 뿜는 오아시스 역할은 충분하다. 기존 모발이 어느 정도 있는 경우는 이식 모발 가세로 머리카락 밀도가 상당히 짜임새 있게 변한다.

특히 진보된 기술과 첨단장비 덕분에 이식을 아주 작은 부분으로 잘라 촘촘하게 할 수 있다. 그 결과 모발이 자연스럽게 보인다. 모낭에는 모근이 한 개도 있지만 두 개, 세 개인 사례도 있다. 두피에서 지나친 지방 조직 제거 후 모낭 단위를 횡한 곳에 옮겨 심으면 이식 부분의 숱이 더 많아 보인다. 모낭을 채취한 후두부의 흔적도 머리카락이 자라면서 상당 부분 덮이게 된다.

특히 생착된 모발이 올라올 때는 이식 숫자 이상으로 보인다. 이는 삭발 후나 아이의 배냇머리를 밀고 난 후 머리숱이 많아진 느낌과 비슷한 착시효과다. 삭발 후에 다시 나는 모발은 짧기에 굵으면서 힘이 있고, 밀도가 높게 보인다. 배냇머리를 밀고 난 후에의 새로운 모발은 배냇모에 비해 더 굵고 진하다. 이식한 모낭에서 솟는 새로운 모발은 굵고 건강하다. 기존의 휴지기에 존재하던 가늘고 여린 모발과는 다르다. 그렇기에 머리카락이 더 많이 난 것으로 착각할 수 있다.

하지만 이식 전후의 모낭 수는 변함이 없다. 탈모 부위에 이식할 모낭은 절개나 비절개법으로 채취한다. 가령 절개법으로 4000개의 모낭을 채취하려면 두피의 일정 부분을 절제하고 봉합해야 된다. 4000개의 모낭이 사라진 절개 부위에서는 흉터나 흔적이 남는다.

더 이상 모낭이 생성되지 않는다. 4000개의 모낭은 전두부나 정수리에 옮겨 심어진다. 따라서 탈모 부위에서는 모낭이 4000개 늘어난 반면에 공여부인 뒷머리에서는 4000개를 잃어버렸다. 결국 플러스 4000,

마이너스 4000을 합산하면 '0'이 된다. 원래대로 모낭 4000개는 변함이 없는 것이다.

　모낭을 하나씩 채취하는 비절개 방식도 마찬가지다. 가령 후두부에서 모낭 2000개를 채취하면, 그만큼 뒷머리의 머리카락 밀도가 낮아진다. 대신 이식 부위의 밀도는 같은 양만큼 높아진다. 역시 모낭의 총합은 플러스 2000, 마이너스 2000으로 계산돼 '0'이 된다. 모발이식에서 모낭 총량은 불변인 것이다.

모발이식 재수술과
1만 2천 시간 법칙

심리학자 '안데르스 에릭슨'은 최정상에 오른 사람들의 성공 뒤에는 오랜 기간 노력이 있었음을 논문에서 밝혔다. 이 내용은 '말콤 글래드웰'이 쓴 아웃라이어에 1만 시간의 법칙으로 소개됐다. 절대적인 숙련기술 축적에 1만 시간의 정진이 필요하다는 이론이다.

모발이식 재수술에서는 3천 사례, 1만 2천 시간 이론이 적용된다. 한국의 모발이식 대중화를 이끈 모제림성형외과 황정욱 대표원장이 전파하는 주장이다. 모발이식은 1차 수술과 재수술로 나뉜다.

모제림성형외과의 1차 수술 집도의는 최소 1천 회의 모발이식 수술 참여가 전제조건이다. 1천 회의 모발이식 수술 경험에는 4천 시간이 소요된다. 모발이식 수술이 매일처럼 다수 진행되는 모제림성형외과에서도 2~3년이 걸리는 기간이다. 의술은 지식과 경험의 산물이다. 집도에 앞서 혹독한 수련이 필수라는 게 황정욱 대표원장의 지론이다.

특히 고난이도인 재수술은 모발이식 3천 케이스 이상 경험 뒤 집도를 권유한다. 이 경우 수술 참여 1천 케이스, 모발이식 1차 수술 2천 사례로 총합 3천 번의 수술에 참여한 셈이다. 시간으로는 1만 2천 시간이고, 기간으로는 5년 남짓이 된다.

　이처럼 집도의 조건에 엄격한 잣대를 들이대는 것은 모발이식 만족도를 높이기 위한 철저한 자기검증이기도 하다. 특히 재수술은 전문가들에게도 쉬운 술식은 아니다. 생착률이 앞선 이식보다 떨어질 개연성 때문이다.

　재수술은 원래의 모발, 기존에 이식한 모발 사이에 또 다른 모낭을 심는 작업이다. 기존 모발에 가던 영양분을 새로운 모낭이 나누는 입장이다. 이는

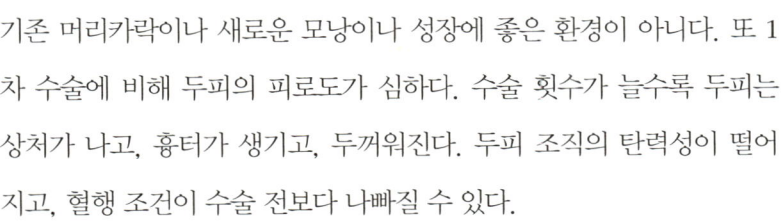

기존 머리카락이나 새로운 모낭이나 성장에 좋은 환경이 아니다. 또 1차 수술에 비해 두피의 피로도가 심하다. 수술 횟수가 늘수록 두피는 상처가 나고, 흉터가 생기고, 두꺼워진다. 두피 조직의 탄력성이 떨어지고, 혈행 조건이 수술 전보다 나빠질 수 있다.

　모낭을 공여하는 후두부 상태도 좋지 않을 수 있다. 기존의 수술 때 채취한 모낭 자리가 빈 상태이고, 남은 모낭도 적다. 연조직 손상을 받은 공여부에서 추가 채취할 모낭도 한계가 있다. 정수리 탈모의 경우, 심하면 5000모 이상의 대량 이식이 필요하기도 하다. 하지만 1차수술과 재수술에서 채취할 수 있는 전체 모낭은 1만 개가 넘지 않는다. 더욱이 재수술 때 사용 가능한 모낭은 극히 제한적이다.

이 같은 점들로 인해 모낭 생착과 재수술 효과가 떨어질 수 있는 것이다. 재수술은 고도의 스킬을 가진 전문의도 만족도를 장담하기 쉽지 않다. 그렇기에 모제림성형외과의 황정욱 대표원장은 1만 2천 시간, 3천 케이스 수술의 가이드라인을 제시한 것이다.

재수술은 기존 이식 모낭의 생착률이 낮은 경우, 이식 모낭의 간격이 너무 넓은 경우, 이식모와 기존 모발의 방향이나 각도의 부조화 등이 발생 시 필요하다. 모발이식 재수술 시간은 이식량에 따라 차이가 나지만 대개 2시간 이내다. 모낭 채취는 절개법과 비절개법이 모두 활용되고, 수술은 국소 마취나 수면 마취 상태로 진행된다.

1만 2천 시간 법칙을 도입한 모제림성형외과는 모발이식 재수술 전담팀 가동으로 성과를 높이고 있다. 재수술 경험이 많은 집도의와 간호사 2명, 모낭분리사 3명, 조무사 1명 등 7명으로 구성된 전담팀이 원팀으로 상담에서 모낭 채취와 분리, 이식, 수술까지 골든타임에 일사천리로 신속하게 진행한다. 수술 후 관리도 지속적이고 체계적으로 한다.

전담팀에서는 앞선 모발이식의 아쉬운 점을 분석한 뒤 효과를 높일 수 있는 재수술 계획을 세운다. 가장 많은 케이스는 생착률 실패다. 이식 모낭의 생착률이 낮으면 모발 밀도가 부족해진다. 원인은 모낭 이식의 깊이와 각도, 간격의 잘못된 계산, 모낭 분리의 문제 등 다양하다.

다음 이유는 모낭의 불합리한 배치다. 이식 모발의 굵기를 세심하게 감안하지 않고 배치한 탓에 미용적으로 좋지 않게 된 것이다. 가령 이마

위쪽의 앞머리에 모발이 굵은 모낭을 이식하면 인형 두상처럼 어색한 헤어라인이 된다. 이런 경우 재수술 때는 앞쪽 굵은 모발 제거 후 최대한 가느다란 미세 모발 성질의 모낭을 이식하여야 한다. 이를 통해 자연스러운 그러데이션 효과(gradation effect)를 기대할 수 있다.

또 다른 재수술 케이스는 부자연스러운 디자인에 있다. 사람마다, 성별마다 얼굴형에 맞는 디자인을 해야 한다. 이를 고려하지 않고 일괄적인 이식을 하면 헤어라인이 수술 전보다 어색해진다.

이 같은 여러 가지 요소를 고려하여 모제림성형외과에서는 맞춤 재수술을 하고 있다. 먼저 기존 이식의 실패 원인을 분석한다. 또 현재의 두피 상태를 면밀히 검토한다. 특히 공여부의 남은 모낭과 이식 부위의 면적, 어울릴 수 있는 헤어라인을 파악한다. 고객의 불만족 부분과 미적인 부문을 감안한다. 이를 바탕으로 섬세한 디자인 후 세심하고 정밀하게 수술을 한다. 또한 안전한 회복 케어로 생착률을 극대화한다.

재수술 횟수는 공여부 모낭의 건강도에 달려 있다. 공여할 수 있는 모낭이 있으면 2회나 3회는 안전한 수술이 가능하다. 다만 3회 이후에는 빈틈을 채우는 정도의 술식에 그친다. 모발이식 재수술은 경험 많은 집도의와 스태프들의 합심으로 좋은 결과를 얻을 수 있다. 하지만 1차 수술을 완벽하게 한 것에는 미치지 못한다. 따라서 모발이식 최고의 방법은 1차 수술에서 성과를 거두는 것이다. 재수술에 앞서 첫 1차 수술 때 최고의 전문가를 만나야 하는 이유다.

모제림 비절개 모발이식과
고생착 비결

모발이식은 모낭 채취 방법에 따라 절개 방식과 비절개 방식으로 나뉜다. 절개법은 공여부인 뒷머리의 특정 피부를 일직선 형태로 떼어내 모낭을 채집한다. 대량모 이식에 적합하고, 경제적이다. 수술은 3~4시간 정도 소요된다. 비절개법 소요시간의 절반 정도로 짧다. 다만 통증과 흉터 가능성은 비절개법에 비해 높다.

비절개법은 후두부의 건강한 모발과 모발 사이에서 필요 모낭을 하나씩 채취한다. 절개를 하지 않기에 통증, 출혈, 부기, 흉터 우려가 낮다. 모발이식 후 회복도 빠르다. 일상생활 복귀에 부담이 적다. 그러나 수술이 7~8시간 소요되고, 경제적 부담도 상대적으로 높다. 탈모 범위가 넓으면 적용이 어렵고, 모낭 손상률이 높고 생착률이 낮을 개연성도 있다.

다만 생착률은 고도의 스킬을 가진 의사가 집도하면 별다른 문제는 되지 않는다. 절개법과 비절개법은 탈모 면적, 공여부 두피 상태, 모낭의 양, 삭발 여부, 흉터의 크기, 회복 기간 등 여러 요소를 고려하여 선택해야 한다. 특정 방법이 더 우수하거나 좋은 것은 아니다. 여건에 따라 보다 적합한 방법이 있을 뿐이다. 어느 방법이든 모발이식 4개월 무렵부터는 이식 모낭에서 머리카락이 올라오고, 10개월에서 1년이 지나면 정상적인 모발로 성장한다. 수술 전에 비해 머리카락이 한결 풍성해진다.

모발이식에서 보다 중요한 것은 방식보다는 의료진의 숙련도다. 경험 많은 집도의는 빠르고 안전한 술식으로 비절개 모발이식 생착률을 절개 방식 수준으로 끌어올릴 수 있다. 안전한 이식과 높은 모낭 생착률, 조화로운 헤어스타일로 주목을 받는 모제림성형외과의 비절개 모발이식의 핵심 경쟁력을 살펴본다. 360도 어느 각도에서도 자연스럽고 풍성하게 보이는 모제림성형외과의 비절개 모발이식 차별화 요소는 크게 다섯 가지다.

첫째, 손상없는 모낭 채취다.

머리카락 사이에서 모낭을 하나씩 채취하는 작업은 극히 정밀해야 한다. 자칫 모낭의 손상을 부를 수도 있기 때문이다. 27년 모발이식 노하우가 축적된 모제림성형외과 의료진은 0.01mm 단위를 고려한 정교한 채취 기술력을 보유하고 있다. 너무 얕은 채취는 모근 손상과 생착률 하락 우려가 있고, 너무 넓은 범위 채취는 조직 손상과 흉터, 더딘 회복의 원인이 된다. 이상적인 채취는 흉터를 최소화하고, 완벽한 상태의 모낭

확보를 가능하게 한다.

둘째, 티 나지 않는 커팅이다.

비절개 모발이식은 삭발 없는 모낭 채취가 가능하다. 방법에 따라 기존 헤어스타일을 유지하며 모낭을 채취하고 이식할 수 있다. 수술 후에는 모낭 채취 부위를 기존에 이웃한 머리카락으로 가릴 수 있다. 티가 나지 않는 것이다. 수술 2주 무렵에는 모낭을 채취한 뒷머리의 상처가 아문다. 이웃한 머리카락을 들추어도 거의 티가 나지 않는다.

이 같은 티 나지 않는 모낭 채취법이 노 컷이다. 모제림성형외과에서 기존 헤어스타일을 보존하며 진행하는 세 가지 커팅 법은 투블럭 컷, 하이드 컷, 노 컷이다. 투블럭 컷은 후두부 아래 넓은 공간을 삭발한 뒤 채취하는 방식이다. 하이드 컷은 1~2mm 간격으로 한 줄씩 테이핑한 후 채취하는 기법이다. 노 컷은 삭발이나 면도 없이 채취하는 가장 티가 나지 않는 방법이다.

셋째, 신속하고 완벽한 모낭 분리다.

두피 절개나 모낭 채취는 의사가 하고, 모낭 분리는 모낭 분리사의 업무다. 모낭 채취와 분리는 의사와 모낭 분리사의 팀플레이다. 모낭 분리사는 입체 현미경 등을 활용한 정밀한 작업으로 모낭을 분리한다. 이를 모낭을 심는 기계에 씌워 의사에게 전달한다. 분리 과정에서 실수하거나 시간이 지연되면 소중한 모낭을 폐기해야 한다. 모낭 분리사에게 전문성이 요구되는 이유다. 모제림성형외과는 모낭 분리 때 4년 이상 경력의 모낭 분리사 2~3명이 의사와 함께 팀플레이로 신속 작업을 한다. 모낭 채취 후 30분 이내, 길어도 1시간 이내에 분리를 마친다. 건강한 모낭을 완벽하게 얻는 밑바탕이다.

넷째, 모낭의 이상적인 깊이 이식이다.

모낭이식 후 생착률 변수 중 하나가 깊이다. 일부 병원에서는 모낭을 이식하는 깊이가 표피에서 5mm 이하에 그친다. 반면 모제림성형외과에서는 개인차가 있지만 6~7mm 이식이 대부분이다. 27년 동안 12만 명의 모낭이식 사례를 통해 얻은 가장 이상적인 깊이의 통계치다. 이식 모낭의 깊이가 너무 얕거나 깊으면 생착률이 떨어진다. 특히 깊이가 충분하지 않으면 이식 부위 융기가 일어나고, 너무 깊은 곳에 심으면 이식 부위 함몰 가능성이 있다. 이상적인 깊이에 이식되면 모낭에 영양이 충분히 공급되는 등 생존에 적합한 환경이 조성된다.

다섯째, 자연스럽고 풍성한 모발 조성이다.

모낭 단위에서 나오는 모발은 1개에서 3~4거까지 다양하다. 1개가 싱글모(단일모), 2개 이상이 다중모다. 두피에서 가급적 다중모의 모낭을 선택해 채취한다. 채취한 모낭은 성격에 따라 구조적으로 탈모 부위에 배치한다. 모발이 휑한 곳에는 싱글모 모낭이 아닌 다중모 모낭을 배치한다. 또 미세모도 혼합함으로써 머리카락을 더 풍성하게 하는 그러데이션 효과를 연출한다. 그러데이션은 색조나 명암, 질감의 단계적 차이에 따른 다른 색조, 명암, 질감으로 바꾸는 예술 기법이다. 다중모와 미세모를 혼합하면 모발이 더 풍성하게 보인다.

이밖에도 디테일한 조정이 가능한 모제림 이식기, 전체 두상과 얼굴 이미지를 고려한 예술성 높은 디자인, 생착률 높이는 케어 키트, 수술 후 1년 동안 추적 관리하는 애프터서비스도 모제림성형외과의 모발이식 효과를 높이는 비결이다.

표준을 지향하는
모제림 모발이식 절개법

모발이식으로 불리는 모낭이식에는 절개법과 비절개법이 있다. 이중 절개법은 두피를 일직선으로 자른 후 모낭을 채취한다. 모낭 손상이 극히 적고, 생착률도 높다. 회복에 시간이 소요되고, 절개 부위에 흉터가 남을 수 있다. 수술 후 통증 가능성도 있다.

 모제림성형외과는 1997년부터 27년에 걸쳐 약 12만 건의 모발이식을 했다. 환자 1명당 12명(수술은 7명)의 의료진이 전담하여 수술 전부터 수술 후 1년까지 토털 서비스를 한다. 그 결과 타의 추종을 불허하는 만족도와 높은 평판을 자랑한다. 모제림성형외과는 투명한 수술 실천을 위해 전 수술실 CCTV를 상시 운영한다. 그만큼 수술 과정이 정직하고 안전함을 의미한다. 한국 모발이식의 표준처럼 되고 있는 모제림성형외과의 모낭이식 절개법 특징을 알아본다.

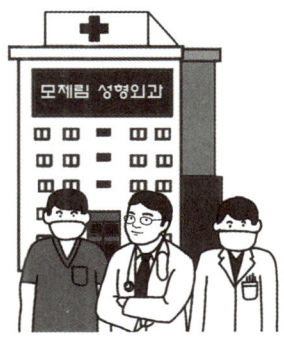

첫째, 절개 영역을 정한다.

탈모 영향을 받지 않는 후두부에서 가장 건강한 두피를 확인한다. 심한 탈모에도 모낭 건강에 전혀 이상이 없는 영구 영역 판단이 관건이다. 모낭을 이식할 탈모 부위 면적 계산과 함께 절개 영역의 넓이와 길이를 정한다.

둘째, 흉터가 적게 절개를 한다.

절개선 아래에서 모발이 자라날 수 있도록 두피를 사선으로 절개한다. 절개 영역이 회복된 봉합선 앞쪽으로 모발이 자라나 수술 자국이 눈에 띄지 않는다.

셋째, 모낭 단위 이식을 한다.

모발이식 절개법의 기본은 모낭 단위 이식이다. 후두부 두피를 모근까지 떼어 본래의 모발 뭉치인 모낭 단위로 분리한다. 이 모낭 단위를 식모기를 이용해 탈모 부위에 한 가닥씩 심는다. 채취한 다모낭, 단모낭, 미세모낭을 굵기 별로 분류해 구조적으로 이식한다. 이식 모낭의 방향과 각도, 모발 배열 조건 등 전체 안면과 두상에 따른 디자인에 의해 자연스러움과 헤어라인이 결정된다.

넷째, 싱글모 이식을 한다.

하나의 모낭 단위에서 나오는 모발은 1개에서 3~4개까지 다양하다. 1개가 싱글모(단일모), 2개 이상이 다중모다. 한국인은 싱글모가 우세한 반면에 유럽인은 다중모가 대세다. 모낭 단위 유지 상태에서 싱글모를 분리한다. 모발 밀도가 낮은 한국인은 모발을 1개씩 옮겨 심는 싱글모 이식이 더 세련되고, 자연스러운 모발이식 효과로 이어진다. 싱글모 이식술은 모낭 주머니 분리와 이식 때 고도의 섬세한 스킬이 요구된다.

다섯째, 히든 스카봉합법을 적용한다.

절개한 두피의 1차 봉합은 절개 영역이 벌어지는 것을 방지하기 위함이다. USP5-0의 두꺼운 녹는 실로 1차 봉합을 한다. 다음, 흉터 최소화 및 회복 속도 향상을 위해 가는 봉합사로 2차 봉합을 한다.

여섯째, 건강한 모낭을 분리한다.

최소 4년 이상 경력의 모낭 분리사 2~3명이 모낭을 분리한다. 생리식염수에 보존된 두피 조직에서 신속하게 모낭을 하나씩 분리한다. 이때 잘못된 모낭은 가려낸다. 숙련된 모낭 분리 기술과 최적의 보관 환경이 건강한 모낭 이식의 선행조건이다.

일곱째, 자연스러운 모낭 배치다.

구조적으로 모낭을 배치하면 더욱 자연스럽게 헤어라인 교정이 진행된다. 다모낭을 배치하면 모발이 더욱 풍성하게 보인다.

여덟째, 예술적인 디자인을 한다.

많은 임상 사례는 모낭이식 디자인을 예술적으로 업그레이드하는 원동력이 되었다. 모제림성형외과 남성 모발이식은 개인의 특성을 파악하고 이마와 얼굴 이미지 등 핵심 디테일을 살려 디자인한다. 밀도 조절과 비율을 고려해 탈모 개선과 함께 자연스러움을 추구한다. 구체적으로 턱 끝에서 코끝까지 거리, 코끝에서 미간 정중앙까지 거리 비율 조절로 미학적으로 완성에 가까운 모낭이식을 한다.

아홉째, 모제림성형외과 모발이식 도구를 활용한다.

우선 디테일한 조정이 가능한 식모기가 있다. 공여부의 모낭을 방향과 각도에 맞게 이식하면 모낭이식의 전체적 완성도를 높일 수 있다. 모낭을 식모기에 탑재하고 이식을 한다. 이식 후에는 식모기를 분리한다. 식모기를 통한 모발 헤어라인 교정도 가능하다. 얼음 팩은 수술 후 부기 감소에 도움이 되고, 방수포는 베개를 통한 수술 부위 감염을 막는다. 또 모제림 THC샴푸는 탈모 방지에 도움 되는 성분을 함유하고 있다. 온전한 생착까지 1년간 함께 한다. 수술만큼 중요한 게 사후 관리다.

열 번째, 밀도 보강 무료 애프터서비스다.

병원은 수술 전 환자에게 약속한 결과에 따라 수술 후 특정 기간 무상 애프터서비스를 적용한다. 모제림성형외과는 만족스러운 모발이식 결과를 위해 최선을 다한다. 모발이식 후 고객이 불편증상 조치를 요청하면 책임감 있는 조치 및 서비스를 제공한다. 수술 1년 후 최종 경과 상담시 수술 후 밀도가 50~60% 보다 떨어질 경우 무상으로 1회 보강 수술을 진행한다.

모발이식 표준을 세운
황정욱과 K-메디컬

모제림성형외과는 1997년 모발이식 전문병원으로 첫발을 내디뎠다. 당시 성형외과의 주류는 미용수술이었다. 모발이식 전문병원은 개념조차 정립되지 않았다. 이 상황에서 모낭이식 1세대 의사인 황정욱 대표원장은 탈모인에게 희망을 불어넣고자 모발이식 전문병원을 개원했다.

 황정욱 대표원장은 경북대학교 김정철 교수로부터 모발이식과 탈모 치료를 사사 받았다. 김정철 교수는 모낭군 이식술을 세계 최초로 개발한 우리나라 모발이식의 선구자다. 김정철 교수의 절개 모낭이식과 탈모 치료 노하우를 이어받은 1대 제자인 황정욱 대표원장은 2023년 현재 27년 동안 한 분야에만 정진하고 있다.

 그 결과 우리나라 모낭이식의 기술적 발전을 선도하고, 기준을 세우기에 이르렀다. 한 병원에서 기념비적인 약 12만 건의 모발이식을 성공시켰다. 또 모발이식 의료인 양성과정을 통해 수많은 의사들에게 이식술을 전파했다. 그들은 전국의 20여 병원에서 모발이식을 집도하고 있다.

그는 수술뿐만 아니라 비수술 치료에도 관심을 기울였다. 비수술적 치료센터를 설립, 집에서도 케어할 수 있는 체계를 갖췄다. 환자의 프라이버시 보호를 위해 병원을 남성센터, 여성센터로 분리했다. 남성과 여성의 모낭이식은 다르게 접근해야 한다. 이에 모제림성형외과는 각 센터를 분리해 전문성을 더욱 강화했다. 모제림 남성센터는 대한민국 최대 규모로 남성 전담 의료진이 포진해 있고, 남성 전담 시스템이 운영되고 있다.

모제림성형외과는 탈모 치료, 모낭이식, 헤어라인 교정 등 새로운 길을 내는 숱한 행보로 모발이식 업계의 전체적인 진료시스템을 구축했다. 모낭이식 학술연구, 남성 특화 디자인연구소, 안전관리 프로그램, 애프터케어 프로그램 등이 대표적이다. 이 시스템들은 많은 모발이식 병원들의 롤 모델이 되고 있다. 27년 모제림성형외과의 성과는 바로 대한민국 모발이식의 역사나 다름없다.

모제림성형외과는 단순히 모발이식 수술을 뛰어넘어 평생 토털 케어를 추구한다. 한 사람의 인생 전반에 걸쳐서 탈모 진행을 예측하고 그에 맞는 약물치료, 수술 등 장기 관점의 계획을 세워주고 있다. 또 수술 후에도 케어 시스템을 가동해 철저한 모발 관리를 한다.

황정욱 대표원장은 기술적 수준도 줄곧 진일보 시켰다. 모발이식 수술 때 부기와 통증 걱정을 최소화하고 수술 다음날 일상생활을 가능하게 했다. 비절개 모발이식은 모낭 채취 때 삭발을 해야 한다. 그러나 노

컷 채취법 개발로 삭발 없는 모낭이식을 가능하게 했다.

이마가 넓거나 높아서 고민하는 여성은 여성 전담 진료 센터에서, 여성 전담 의료진으로부터 예쁜 이마를 위한 집중 치료를 받을 수 있는 시스템도 마련했다. 최근에는 이마 축소와 헤어라인을 동시에 진행하는 모제림성형외과 만의 듀얼 이마 축소가 큰 바람을 일으키고 있다.

모제림성형외과와 황정욱 대표원장이 선도한 모발이식술과 탈모 약물 치료 수준은 세계 정상급이다. 이에 모제림성형외과에는 해외 환자들도 늘고 있다. 예전의 중국 일본 위주에서, 최근에는 중동과 동남아시아 출신 비율이 급격하게 상승하고 있다. 외국인 환자의 증가에 따라 모제림성형외과에서는 한국 입국 전에 원격 상담을 진행하고 있다. 중국어 일본어 영어를 구사하는 전담 직원들이 1대1 케어 시스템도 마련했다. 이 과정은 퇴원 후까지 이어진다.

또 황정욱 대표원장은 병원 차원에서 해외 시장을 적극 공략하고 있다. 주기적으로 중국의 상하이와 광저우 등의 박람회에 참석하여 국내 모발이식과 반영구 기술을 알리고 있다. 이와 함께 중국병원들과 기술 합작으로 대륙에 진출했고, 의료 기술 수출 일환으로 해외 의료진 대상 모발이식 연수 교육도 진행하고 있다. 모제림성형외과 연수 교육에는 이란 일본, 중국, 홍콩, 싱가포르 등 다양한 국적의 의료진이 꾸준히 참여하고 있다.

모제림성형외과는 의사 17명에 직원 80명인 100명 규모 병원이다.

그러나 황정욱 대표원장의 시각은 국내 1위에 머물지 않는다. 모발이식 세계 톱인 글로벌 병원을 꿈꾼다. 모낭이식 K-메디컬의 대표 주자답게 고급화, 프리미엄화 전략으로 세계인의 가슴에 울림을 전할 계획이다.

황정욱 대표원장과 모제림성형외과는 척박한 환경에서 개원 27년 만에 한국의 모발이식 대중화와 치료 기준 제시, 의료인의 모낭이식 기술 수준 세계 정상급 실현에 성공했다. 지금은 K-컬처, K-메디컬 시대다. 황정욱 원장과 모제림성형외과의 세계를 향한 제2의 도전이 더욱 주목받고 기대되는 이유다.

2

모발의 과학과 진실의 문

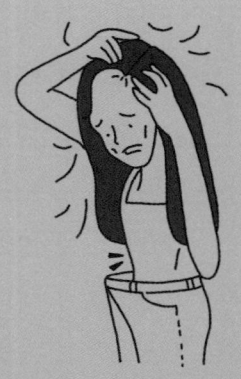

체온조절인가,
성적 매력 발산인가

모발은 표피의 상피세포로 이루어졌다. 생명과는 직접적인 관련이 없다. 그러나 기능은 생리적, 사회적, 문화적 등 다양하다. 생리적 기능은 뇌의 충격 완화와 체온조절이 대표적이다. 뇌는 작은 충격에도 생명이 위태로울 수 있다. 그렇기에 두뇌는 단단한 뼈로 감싸져 있다. 또 두개골에는 두피 조직이 덮여 있고, 10만개 가량의 모발이 촘촘하게 조성돼 있다. 모발은 두개골, 두피와 함께 뇌에 가해지는 충격의 완화를 담당하고 있다.

체온조절도 모발의 기능이다. 여름에는 강한 태양과 자외선으로부터 두피를 보호하고, 겨울에는 눈보라와 추위로부터 두피를 보호해 체온이 급격히 내려가는 것을 막아준다. 모발이 탈락된 대머리는 겨울에는 많이 춥고, 여름에는 심하게 더울 수밖에 없다. 직립보행 하는 인간의 특성상 햇빛에 정면으로 노출된 정수리 보호 효과도 있다. 땀이 아래로 흘러 눈에 들어가는 것도 막아준다.

사회적 기능은 외모 경쟁력, 자신감과 연관 있다. 머리카락이 빠지면

제 나이보다 많아 보인다. 얼굴의 균형미도 떨어진다. 외모 경쟁력에서 밀리게 된다. 입사 면접, 연애 등 사회생활에서 불리한 요소가 된다.

상대적으로 모발이 풍성하면 외모가 돋보인다. 자신감 상승으로 탈모인에 비해 적극적인 사람이 될 가능성이 있다. 또 성적 매력도 올라간다. 머리카락과 섹슈얼리티 사이의 관계는 많은 문화권에서 나타난다. 미얀마에서는 결혼 전의 여성은 머리카락을 짧게 했고, 기혼 여성은 머리를 길게 길렀다. 남녀를 불문하고 윤기 나고, 청결하고, 건강한 모발의 이성에게 성적 흥미도가 높아지는 편이다.

산업적으로는 가발과 실의 재료가 된다. 가발은 인체의 모발을 코팅해 제작하고, 전통시대에서는 단단한 모발로 밧줄을 만들기도 했다. 상처를 꿰매는 실로도 이용했다. 지혈 도구가 없을 때 머리카락으로 묶으면 응급조치가 가능하다. 실제로 신라는 전쟁에 나가는 병사들이 보급품으로 머리카락을 소지했다.

문화적으로는 개성 표현이 주요 기능이다. 머리카락 유형은 천태만상이다. 특히 젊은 세대들은 개성에 따라 갖가지 디자인을 적극 연출한다. 스킨헤드족도 있고, 가발을 착용하는 사람도 있다. 헤어스타일 변화로 색다른 개성을 과시하는 부류도 있다. 장발, 단발, 숏커트, 볼륨 펌, 모즈 펌, 바디 펌, 히피 펌, 붙임머리 등 여러 가지다.

우리나라 사람에게 머리카락은 효도를 상징했다. 전통시대에는 신체발부수지부모(身體髮膚受之父母) 관념이 강했다. 부모의 피와 땀으로 형성된 모발을 존엄과 긍지의 상징으로 여겼다. 혼례 후에 상투를 틀거나 쪽진 머리를 하는 관습, 부모를 여의면 머리를 풀어 애도와 근신을 표하는 문화가 모두 효도와 관련 있다.

종교적 기능도 있다. 승려는 세속과의 인연을 끊고 성적인 절제의 삶을 산다는 의미로 머리카락을 밀었다. 인도의 스리 벤카테스와라 신전에서는 머리카락 희생제의를 올린다. 머리카락을 자름으로써 인간의 허영심을 날린다는 의미가 있다. 모발 희생제의에는 매년 1천만 명의 신자가 참여한다. 파푸아 뉴기니의 트로브리안드 군도에서는 장례식 때 산 사람들이 애도의 마음으로 머리카락을 삭발한다. 함께 한 사람을 잃었다는 마음의 상실감이 모발 제거로 나타난 것이다.

생리의학적인 모발의 기능은 점차 종교적, 사회적, 문화적 의미로 변화하고 다양해졌다. 이 같은 흐름은 MZ세대 등 젊은층을 중심으로 가속화될 전망이다.

모발의 복잡 구조와 별별 기능

모발(毛髮)은 두상 피부에 존재하는 체모다. 머리카락의 터전인 두피는 표피, 진피, 피하조직으로 나뉜다. 표피는 가장 윗부분에 있다. 모발의 색깔과 관계있는 멜라닌 세포가 대부분 위치한다. 이물질 흡수를 막고, 외부 충격을 완화하고, 수분 손실을 방지해 탄력 유지 기능을 한다.

　진피는 표피 바로 아래에 있는 섬유 결합 조직 층이다. 진피에는 머리카락의 생로병사가 이뤄지는 모낭을 비롯하여 입모근, 피지선, 땀샘, 혈관, 신경 등이 존재한다. 피부의 가장 아래에 위치한다. 영양분 저장, 충격 흡수, 단열 기능이 있다. 머리카락은 표피 세포에 쌓여 진피 속에 들어와 있고, 피하조직과 만나는 부분에 뿌리가 있다.

　두피 밖으로 나온 모발이 모간부, 피부 속에 있는 부분이 모근부다. 피부 밖으로 솟은 모발의 모간부는 모표피, 모피질, 모수질의 3개의 층으로 구성돼 있다. 모발의 가장 외부인 모표피는 외부의 자극에서 모피질을 보호한다. 케라틴 경단백질로 물리적 마찰에는 약하지만 화학 약품에 대한 저항력이 강하다. 반투명 비늘 모양으로 모발의 10~15%를 차지한다.

　모피질은 친수성으로 탄력, 강도, 색상, 유연성 등 모발의 성질을 결정한다. 모발의 85~90%를 차지하며 멜라닌 색소를 함유하고 있다. 아미노산 다중 결합 구조이고, 수백만 개의 케라틴 섬유가 뭉쳐서 모발의 굵기를 형성한다. 모수질은 모발의 중심에 있는 벌집 모양의 다각형 세포다. 보온 역할을 하고 시스틴 함량이 모피질에 비해 적은 편이다. 0.09mm 이상 두께의 모발에만 존재한다. 그 결과 경모에는 존재하나 대부분의 연모에는 없다.

　모근부는 피지선, 땀샘, 입모근, 모유두, 모모세포, 모낭, 자율신경계로 구성된다. 피지선은 모근의 1/3지점에 부착된 분비선이다. 지방을 분비하여 표피와 모발에 광택, 유연성, 탄력성을 준다. 피부의 수분 증발, 세균 침입을 막아준다. 땀샘은 땀을 분비하는 곳이다. 체온 상승 방지와 배설 역할을 한다. 땀샘에는 에크린선과 아포크린선 두 종류가 있다. 아포크린선은 공기와 만나 역겨운 악취가 난다. 수분과 나트륨 등으로 구성된 에크린선은 모공에 연결되어 있지 않다.

　입모근은 모근하부 1/3 지점에 위치한다. 섬유 다발로 이루어진 평활근으로 인간의 의지와 관계없이 작동하는 불수의근이기도 하다. 추위나 공포 등으로 교감신경이 흥분하면 자율적으로 수축한다. 입모근의 수축에 의해 피부 표면에 소름이 돋고, 모포선에서 분비물이 나온다. 수축하면 모공이 닫히고, 체온 손실이 방지된다. 입모근의 잦은 이완과 수축은 노화 촉진, 피지 분비 증가 등으로 모발 성장에 장애 요인이 된다.

모유두는 모근의 가장 아래에 있다. 모모세포와 맞닿아 있고, 성장기 등의 모주기에 따라 위치가 변한다. 모세혈관과 감각신경에 연결되어 있다. 모세혈관으로부터 공급받은 영양분과 모발 성장인자를 모모 세포에 전달한다. 또 모발의 굵기도 결정한다. 두피에 존재하는 모유두는 크다. 그 결과 모발은 굵게 자란다. 모유두의 손상은 모발 성장을 저해한다. 모유두가 손상이 계속되면 영구탈모 위험이 있다.

모모세포는 모유두 위에 접해 있다. 모유두에서 영양분을 공급받고, 왕성한 세포분열을 한다. 모발의 색소, 모표피, 모피질. 모수질, 모낭을 결정하는 세포다. 모발생성 최종 단계로 심야 시간대에 세포분열이 왕성하다. 밤에 자지 않거나 숙면을 취하지 못하면 머리카락 성장에 이상이 생길 수도 있는 이유다. 모모세포 손상은 영구탈모 위험을 높인다. 모유두와 모모세포 부위가 모구부다.

모낭은 모근을 둘러싸고 있는 피막이다. 표피가 피하조직으로 움푹 들어간 관 모양이다. 모낭 아랫부분이 모구부를 감싸고 있다. 모근을 보호하고, 모발의 성장을 이끈다. 모발은 모낭 안에서 자란다. 주로 모유두 세포와 줄기세포의 역할로 모발이 생성된다. 모발은 성장기, 퇴행기, 휴지기를 거친다. 모낭은 상피성과 결합 조직성으로 나뉜다. 상피성 모낭에는 내모근초와 외모근초가 있다. 억지로 뽑은 머리카락 끝의

투명한 젤리 형태 물질이 내모근초다.

  모세혈관과 자율신경은 모유두 주변에 있다. 모세혈관은 영양분과 산소를 모유두에 전달한다. 또 인체의 노폐물도 운반한다. 자율신경은 모모세포에게 세포분열을 명령한다. 세포분열을 통해 모발이 생성된다. 따라서 자율신경에 문제가 생기면 모발생성이 어렵게 된다.

정자 기증 못하는 3억 명 탈모인

탈모인의 정자 기증 불허는 중국 사회가 모발탈락에 극히 민감하다는 의미다. 한국무역협회 청두지부의 2021년 자료에 의하면 중국의 탈모 인구는 2019년 기준으로 약 2억 5천만 명이었다. 또 직전 8년간 해마다 약 2.8%씩 증가했다. 분포도 1980년대생 38.5%, 1990년대생 36.1%였다.

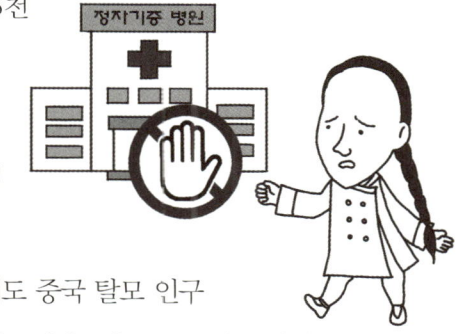

더방(德邦)증권의 조사보고서에도 중국 탈모 인구 중 30세 미만 비율이 69.8%에 이르렀다. 이는 중국인 모발탈락이 젊은 층을 중심으로 극심함을 말해준다. 2023년 현재 3억 명에 근접한 것으로 추산되는 중국의 탈모인은 2030년 무렵에는 3억 3천만 명으로 증가될 전망이다. 중국인의 20% 가량이 도발탈락을 걱정하는 셈이다.

그렇다면 한국의 현실은 어떨까. 대한탈모치료학회 연구에 따르면 한국의 탈모 인구는 약 1천만 명이다. 20대와 30대 젊은층 비율이 절반에 이르고 있다. 탈모인 중 젊은 세대 비율은 2020년 건강보험이 적용되는 탈모 치료를 받은 환자 23만 4780명 중 20대와 30대가 10만 2812명으로 44%를 차지한 데서도 확인된다.

2021년에 병원 진료를 받은 탈모인은 24만 3609명이었다. 나이별로는 30대 22.6%, 40대 21.7%, 50대 16.5% 순이었다. 20대와 30대 젊은층은 10명 중 4명꼴이었다. 병원에서 치료를 받고 건강보험을 적용받은 탈모인은 해마다 증가하고 있다. 2001년에 약 10만 명에서 2016년 약 21만 명으로 급증했다.

그런데 왜 1천만 잠재 탈모인 중 병원치료 통계는 연간 20여만 명에 불과할까. 이는 치료 때 건강보험 적용을 받은 탈모인만 계산되었기 때문이다. 건강보험 적용은 원형탈모 등 일부에 국한된다. 유전자에 의한 안드로겐 탈모 치료와 모발이식 등은 건강보험이 적용되지 않고, 통계에서 제외된 결과다.

젊은 층의 탈모 증가, 외모에 신경 쓰는 사회 분위기와 맞물려 탈모 시장은 매년 크게 성장하고 있다. 탈모 시장은 의약품, 의약외품, 의료기기, 화장품, 식품 등 모발과 연관된 것을 포괄한다. 2023년 15조원 규모인 글로벌 탈모 시장은 2030년에는 20조에 육박할 전망이다. 한국의 의약품 탈모 시장은 2020년에 1천억 원을 돌파했다. 병원에서 처방한 탈모치료제가 2021년에는 1076억원, 2022년에는 1255억 원이었다. 처방약을 포함하여 샴푸 등의 화장품, 가발, 식품, 의료기기까지 범위를 넓히면 국내 시장만으로도 4조 원대 규모다.

탈모는 이미 글로벌 관심사가 되었다. 한국의 대통령선거에서는 탈모치료 건강보험 적용이 공약으로 등장한 바 있고, 중국에서는 탈모인의 정자 기증 제외를 실행하고 있다. 한국의 탈모인은 1천만 명이고, 중국의 탈모인은 3억 명이다.

유병률 20% 안팎인 탈모 시장은 급신장 영역이다. 탈모치료 효과가 가장 빼어난 모발이식 시장도 전망이 매우 밝다. 한국인이나 중국인이나 탈모치료에서 비용 보다 효과를 우선시하는 경향이 뚜렷하기 때문이다.

탈모, 의학적 개념과
자연주의적 관점

탈모(alopecia)는 무엇인가. 한자 탈모(脫毛)는 털이 탈락하는 것이다. 인체에는 손바닥, 발바닥, 입술, 귀두, 소음순 등 일부를 제외한 전신에 체모가 존재한다. 체모 중에 두피에 나는 것이 모발이다. 탈모는 두피의 모발, 즉 머리카락이 빠지는 것이다. 머리카락은 15~25회 세포분열을 한다.

두피에서는 생명이 다한 모발이 빠지면서 새로운 머리카락이 솟아나는 과정이 반복된다. 대략 두피의 모낭 80%에는 모발이 난 상태이고, 나머지 모낭 20%는 쉬면서 교대 근무를 기다린다. 일련의 과정이 계속되면서 두상의 머리카락 숲이 유지된다. 모발의 개수와 굵기, 형태 등은 인종과 민족, 사람마다 다르다. 한국인은 대체적으로 직모인 굵은 모발을 10만개 내외 갖고 있다.

머리카락의 건강도는 선천성이 강하다. 건강한 모낭에서 영양분을 충분히 공급받고 자란 모발은 수질, 피질, 큐티클층 등이 정상적으로 발달한다. 그 결과 모발이 굵게 자라서 윤기가 나고 탄력적이고, 튼튼하다. 모발은 3~8년의 자연수명을 다할 수도 있지만 유전이나 질환, 영양 부족을 포함한 환경 악화로 조기에 탈락할 수 있다.

탈모는 사전적 개념과 의학적 시각이 다르다. 사전적 의미는 머리카락이 빠지는 것이나 빠진 상태다. 의학 용어로서의 탈모는 정상적으로 존재해야 할 두상의 부위에 모발이 적거나 없는 것이다. 머리카락이 빠지고 다시 나지 않아 두피의 특정 부위가 휑하거나 밀도가 느슨해진 상태다. 흔히 말하는 탈모는 의학적 개념이다.

한국인은 하루 100개 이상의 머리카락이 빠질 때 탈모 가능성이 높아진다. 하루에 100개를 넘어 200개, 300개씩 빠지면 새로 성장하는 모발과의 균형이 무너진다. 탈락하는 머리카락이 새로 자라는 모발보다 많아 두상의 모발숲이 점차 옅어진다. 이 같은 불균형이 계속되면 결국엔 대머리가 된다.

탈모는 유전과 비유전으로 나눌 수 있다. 유전성 탈모는 대부분 남성에게 발현된다. 그렇기에 남성형 탈모로 불린다. 모발에 좋지 않은 환경에 지속적으로 노출되면 탈모 유전자가 활성화돼 모발 탈락이 일어난다. 두피의 모낭과 피지선에는 5알파-환원효소가 존재한다. 5알파-환원효소는 혈중의 남성호르몬 테스토스테론을 DHT(dihydrotestosterone)로 전환시킨다.

DHT는 안드로겐 수용체와 결합하여 모낭을 위축시킨다. 이로 인해 모발 주기의 성장기 기간이 단축돼 조기 탈락하게 된다. 남성형 안드로겐 탈모는 이마선이 후퇴하고, 전두부 측면이 휑해지는 M자 형태를 보인다. 또 정수리의 머리숱이 줄어드는 O자형으로 진행된다. 별다른 조치를 하지 않으면 M자 형태와 O자 유형이 결합해 이마부터 정수리까지 사막처럼 되는 완전 대머리로 악화된다.

여성도 유전성 탈모 가능성이 있다. 그러나 탈모 유전자가 발현돼도 남성처럼 M자 형태는 거의 나타나지 않는다. 완전 대머리 가능성은 없는 셈이다. 여성은 이마와 전두부 측면은 모발이 유지되는 가운데 정수리 부근 머리카락이 가늘어지면서 밀도가 낮아진다. 비유전성 탈모는 남녀의 성별과는 무관하다. 질환, 스트레스, 영양부족 등 탈모 유전자가 아닌 다른 원인으로 머리카락이 빠진다. 탈모와 연관성 있는 질환은 당뇨, 루푸스, 백선, 모낭염, 갑상선 이상, 다낭성 난소 증후군, 내분비 질환 등 다양하다.

또 원형탈모는 자가면역 질환이다. 희귀하지만 두상 전체에서 머리카락이 빠지는 전체 탈모증(alopecia totalis)과 온몸에서 체모가 탈락하는 전신탈모증(alopecia universalis)도 있다. 이 질환들도 자가면역 질환으로 이해된다. 스트레스로 인한 발모벽, 노화, 심한 다이어트, 임신과 출산 등도 호르몬 변화와 탈모를 유발할 수 있다. 일부 약물 복용과 발열, 수술, 피부 손상 등도 원인이 될 수 있다.

탈모 빈도는 남성형 탈모, 여성형 탈모, 원형탈모순이다. 치료는 유전자에 의한 안드로겐 남성형 탈모는 피나스테리드나 두타스테리드 성분의 약물을 복용하거나 도포한다. 또 모낭이 존재하지 않거나 약하면 모발이식으로 머리카락숲을 디자인할 수 있다. 원형탈모는 국소나 전신에 스테로이드 제제를 쓰거나 면역 요법을 활용한다. 질환성 탈모나 환경에 의한 머리카락 탈락은 질환이나 탈모 환경 원인을 제거하면 자연스럽게 모발이 재생된다.

한국인의 모발과
각 인종 특징

한국인의 모발 특징은 무엇일까. 1908년에 대한매일신보는 사설에서 '민족과 국민'을 구분했다. 민족의 구성 요소를 동일한 혈통, 역사, 거주, 종교, 언어로 보았다. 반면 국민은 정신, 이해, 행동 등의 동일 요소를 변수로 꼽았다. 이 같은 정의에 기초하면 한민족과 한국인은 다를 수 있다. 실제로 해외에서 최근 이주해 국적을 취득한 한국인의 외모는 사뭇 다르다. 그러나 수천 년 이상 혈연 공동체로 살아온 한국인들의 외모는 흡사하다. 또 유전적 공통요소가 많은 북중국인 및 일본인과도 비슷하다.

모발은 황인, 백인, 흑인이 다르고, 색상도 흑갈색부터 금색까지 다양하다. 또 형태에 따라 직선모(straight hair) 파동모(wavy hair) 곱슬모(curly hair) 양모(woolly hair) 말린모(peppercorn hair)로 구분된다. 한국인의 모발 특징을 각 인종과 비교해 10가지로 살펴본다.

첫째, 색상이다. 한국인은 옅은 검은색이다. 이는 몽골로이드 특징이다. 한국인은 북방계와 남방계 몽골로이드가 수천 년 동안 같이 생활하며 이루어진 민족이다. 황인종은 북방계나 남방계나 모발이 옅은 검은색이다. 반면 흑인은 짙은 검은색, 백인은 금색과 붉은색 갈색 등으로 진하지 않은 편이다.

둘째, 멜라닌 과립이다. 인종별 모발의 색상 차이는 멜라닌 과립 영향으로 나타난다. 피부와 모발에 존재하는 색소인 멜라닌 과립은 자외선에 의해 발생된 활성산소를 제거한다. 따라서 태양이 강한 지역에 사는 사람은 짙은 색 모발을, 햇빛이 강하지 않은 곳의 사람은 옅은색 머리카락을 가질 가능성이 높다. 적도 근처가 원주지인 흑인은 짙은 검은색인 반면에 온대지역에 살아온 한국인을 포함한 황인종은 옅은 검은색이다. 빛이 약한 곳에 뿌리를 둔 백인은 붉은색, 갈색, 금색 등으로 다양하다.

셋째, 모발 형태다. 한국인은 직모, 흑인은 곱슬, 백인은 물결 형이 많다. 모발 유형은 모공의 형태에 따라 다르다. 모공이 둥글면 직모, 타원형이면 곱슬, 사각형이면 물결 형으로 성장한다. 모공의 형태는 유전 영향을 받는다. 따라서 모발의 유형도 선천적으로 타고난다.

넷째, 모낭 형태다. 모낭은 모근이 담겨 있는 주머니 같은 구조다. 모공은 모발이 나오는 구멍이다. 70퍼센트 이상의 한국인은 모공이 원형으로 빳빳한 직모가 발달했다. 원형 모낭은 모발이 자라는 통로인 안쪽이 직선이다. 케라틴이 곧게 자란 결과 직모가 된다. 타원형 모낭의 안쪽은 반듯하지 않다. 구부러지고 겹친 구조에서 케라틴이 성장한다. 이에 곱슬머리가 된다. 물결 형은 모낭 안쪽은 직선과 구불한 형태의 중간 모습이다.

다섯째, 모발 개수다. 두피의 모발은 백인이 가장 많고, 한국인 등 동양인이 다음이다. 흑인이 가장 적다. 그러나 인종과 민족 못지않게 개인차가 많다. 모발 개수는 모낭의 숫자에 영향 받는다. 모낭은 백인이 11만개 내외, 황인 8만개 전후, 흑인은 6만개 가량이다.

여섯째, 한국인과 동양인 모발 개수 차이다. 한국의 머리카락 숫자는 약 10만 개다. 여느 황인종에 비해 10~20퍼센트 많다. 2010년 대한피부과학회지에 박진 등이 보고한 자료에 따르면 한국인의 평균 모발은 남자 11만6740개, 여자 10만6942개로 평균 11만 2074개였다. 다른 연구들을 종합하면 10만개 정도가 일반적이다.

일곱째, 모낭당 모발 개수다. 모낭은 모발의 씨앗격인 모근을 품은 집의 역할을 한다. 모낭은 임신 22주 무렵에 결정되고, 태어난 뒤에는 추가로 생성되지 않는다. 모낭에는 1~3개의 모근이 있다. 백인은 모낭에 1~3개의 모근이 자리하고 있다. 대부분 2개 이상이다. 반면 다수의 한국인은 1개에 불과하다.

여덟째, 모발 밀도. 신생아는 ㎠당 1,000개 내외의 솜털이 있다. 자라면서 솜털이 빠지고 굵은 성모로 교체된다. 성모 밀도는 백인이 가장 높고, 황인과 흑인이 그 뒤를 잇는다. 정수리가 뒤통수보다 밀도가 높은 편이다. 두상 전체로 볼 때 ㎠당 백인이 180~200개, 한국인이 130~150개, 흑인이 110~130개 정도다.

 아홉째, 모발의 굵기다. 연구마다 차이가 있지만 한국인이 포함된 황인종의 모발이 가장 두껍다. 한국인은 80~90㎛, 서양인은 60~80㎛, 흑인은 50~70㎛ 수준이다.

 열 번째, 모발의 건강도다. 한국인은 모발 숫자가 많고 굵은 편이다. 모발 건강도에서 백인이나 흑인에 비해 앞선다. 그러나 탈모는 유전 영향이 절대적이다.

 또 한국인은 모낭에 모근이 다른 인종에 비해 적다. 탈모 가능성이 다른 인종에 비해 높은 것이다. 직모이기에 모발이 빠지면 곱슬이나 물결형에 비해 두상이 더 휑하게 보인다. 백인은 모발이 많은 편이고, 모발이 적은 흑인은 엉킨 형태로 탈모가 진행돼도 두드러지지는 않는다. 현실적으로 탈모인은 유럽 백인의 비율이 높다. 그러나 심리적으로 한국인은 탈모에 민감할 개연성이 높은 여건이다.

스물다섯 차례 환생한 머리카락

신생(新生) 성장(成長) 사멸(死滅)! 태어나고, 자라고, 죽는 것은 자연의 섭리다. 사람의 머리카락도 자연의 이치를 따른다. 모발의 일생은 4단계로 이루어진다. 새로운 모발이 솟아나는 출생기, 영양을 흡수해 자라는 성장기, 서서히 성장이 멈추는 퇴행기, 힘을 잃은 모발이 두피에 머물러 있는 휴지기다.

출생기에는 생명력을 잃은 모발의 탈락과 함께 신선한 머리카락이 생성된다. 이를 활동기라고도 한다. 학자에 따라서는 출생기를 성장기에 포함시켜 모발 일생을 성장기, 퇴행기, 휴지기 3단계로 나누기도 한다. 머리카락이 빠지고, 새로운 모발이 자라는 일련의 반복 사이클이 모발 주기다.

새로운 모발은 4개월 정도 모체에서 숨죽여 있다. 약물 탈모 치료나, 모발이식 후 4개월 무렵부터 솜털처럼 부드러운 머리카락이 다수 올라옴을 관찰할 수 있는 이유다. 머리카락이 계속 자라는 성장기는 5~8년이다. 여자의 모발이 1년 정도 더 성장한다. 하지만 8년의 수명을 유지하는 모발은 많지 않다. 대개 환경적인 요인과 겹쳐 5년 정도면 생을 마친다.

인체가 활동하는 낮보다는 휴식이나 잠을 자는 밤에 많이 자란다. 따뜻한 봄과 여름이 추운 가을이나 겨울에 비해 더 성장한다. 계절적으로는 봄에서 여름으로 가는 길목인 5월과 6월이 성장 속도가 가장 빠르다. 신진대사가 왕성한 젊은 층이 노인들에 비해 많이 자란다. 연령으로는 15세에서 30세 사이다.

남자보다는 여자의 머리카락이 더 잘 자라는 편이다. 머리카락은 대략 하루에 0.35mm, 1개월에 1cm, 1년에 10~13cm 성장한다. 모발은 허리 아래로까지 내려올 정도로 자라는 경우는 거의 없다. 머리카락 수명이 5~8년이기 때문이다. 1m 길이가 되려면 8년을 꼬박 길러야 한다.

모발이 허리 아래를 덮을 정도로 자라지 않는 것은 인간 생존 조건과도 연관 있다. 원시시대의 사람에게 모발은 충격 완화, 체온보존 기능 등이 있다. 그런데 머리카락이 종아리까지 내려오면 활동에 큰 지장을 받는다. 생존에 오히려 불리한 여건이 된다.

모발이 5년 정도 생존하다가 빠지면 의학적으로 탈모라고 하지 않는다. 지극히 자연스러운 모발탈락이기 때문이다. 탈모는 모발이 정상적인 삶을 살지 못하고, 1~2년 정도만 유지하다가 빠지는 것이다. 성장이 끝난 모발은 퇴행기를 맞는다. 기간은 약 3주로 짧다. 이어 3개월 동안 두피에 모발이 붙어 있는 휴지기로 전환된다. 퇴행기와 휴지기 모발은 가을에 빈도가 가장 높다. 신진대사량이 줄어드는 것과 연관성을 점칠 수 있다.

　모발은 사람마다 차이가 나지만 전반적으로 10만 개 전후다. 이중 성장기 모발이 85~90%, 휴지기 모발은 10~15%를 차지한다. 모발 주기를 5년으로 가정하면 산술적으로 자연 탈모는 하루에 55모로 볼 수 있다. 하루에 50~60개의 머리카락이 빠지고 채워지는 순환을 하는 셈이다. 따라서 10만 개의 머리카락 중 하루에 100개 정도 빠지는 것은 두상의 모발숲 지도에 전혀 영향을 주지 않는다. 그러나 하루에 100개를 넘어 수백 개씩 모발이 빠지면 탈모 위험이 높아진다.

　피부, 모발 등 세포는 계속된 분열로 생명을 유지한다. 이때 유전 정보가 담긴 염색체가 복제된다. 모발 세포는 15~25회를 분열한다. 이는 머리카락이 빠진 뒤 25차례 가깝게 다시 난다는 뜻이다. 죽었다가 다시 사는 게 환생(幻生)이다. 모발은 평생 최대 스물다섯 차례의 환생을 하는 셈이다.

　세포분열 횟수는 염색체의 안정성을 높이는 텔로미어(telomere) 길이에 영향 받는다. 텔로미어는 염색체 양쪽 끝에 위치한 반복된 염기서열(TTAGGG) 구조다. 텔로미어 길이는 세포가 분열할수록 짧아진다. 모발은 15~25번 분열하면 텔로미어가 다 사라지고 매듭만 남는다. 염색체 손상으로 모발이 더 이상 삶을 이어갈 수 없다.

한국인의 머리카락 두께와 모발이식

모발은 하루아침에 빠지지 않는다. 성장기가 지난 뒤 가늘어지면서 서서히 수명을 다한다. 거의 솜털처럼 짧아지고, 색이 옅어지고, 생기가 없는 상태에서 탈락한다. 굵은 모발은 빠질 가능성이 낮다. 모발 관리에서 머리카락 숫자보다 두께에 관심을 가져야 하는 이유다. 영국피부과저널 자료에 의하면 굵은 머리카락 보유율이 탈모인은 12.4%인데 비해, 비탈모인은 45%였다.

모발의 굵기는 인종마다, 민족마다, 개인마다 차이가 많다. 한국인은 머리카락 굵기에서 축복을 받았다. 인종 중에서는 한국인이 포함된 몽골로이드의 모발이 가장 두껍다. 한 연구자(Quadflieg 박사)에 의하면 모발 평균 직경은 황인 85㎛, 백인은 77㎛, 흑인 55㎛이었다. 연구자마다 차이는 있지만 한국인은 80~90㎛, 백인은 60~80㎛, 흑인은 50~70㎛ 수준을 보이고 있다. 전반적으로 한국인 등 동양인은 유럽인에 비해 50%, 아프리카인에 비해 30% 두꺼운 모발을 갖고 있다.

그러나 개인차도 심하다. 한국 성인 여성의 모발 두께는 30㎛에서부터 110μm까지 다양하게 나타난다. 또 한 사람의 인체 두피에서 성장하는 모발의 굵기도 20μm에서 110μm까지 편차가 크다. 모발은 굵을수록 색이 짙고, 큐티클층이 두껍고 큐티클 세포도 많다. 큐티클층은 모발의 표면을 매끄럽게 하고, 피질의 인장강도와 탄력성을 유지시켜 주고, 외부의 이물질 침투를 막아준다. 이는 굵은 모발이 건강함을 의미한다.

한국인의 두꺼운 머리카락은 모발이식에 긍정적으로 작용한다. 모발이식은 M자나 O자 형태로 탈모된 부위에 건강한 머리카락을 옮겨 심는 것이다. 이식 기증 부위는 후두부와 측두부다. 이 부위의 머리카락은 DHT의 영향을 받지 않는데다 두껍기 때문이다. 대부분의 한국 성인 남성 모발 직경은 측두부가 83.2~84.9㎛, 후두부가 80.6~89.0㎛다. 두꺼운 모발은 손상 없는 이식에 유리하고, 착근율도 높다.

한국인의 모발이 두꺼운 이유는 EDAR 유전자 변이 덕분이다. EDAR은 엑토디플라신A 수용체(fectodysplasin A receptor)를 코딩하는 유전자다. 엑토디스플라신A 수용체 단백질은 태아 외배엽 발달과 연관된 신호전달 경로에 있다. EDAR은 체모, 피부, 땀샘, 손톱, 치아 등의 발달에 영향을 미친다. 그런데 엑토디스플라신A 수용체 단백질을 만드는 과정에서 370번째 아미노산이 발린(V)에서 알라닌(A)으로 바뀌는 변이가 일어날 수 있다.

변이된 EDAR 유전자 370A는 기존의 기능을 더욱 강화시킨다. 모발을 더욱 굵게 하고, 피부, 손톱, 치아, 땀샘의 발달에도 더 강한 영향을 미친다. 작은 가슴 발달에도 영향이 크다.

변이형 370A는 변이 전의 표준형(370V)에 비해 모발이 굵게 형성됨을 미국인간유전학회가 2007년에 보고한 바 있다. 특히 EDAR 유전자형 사본 두 개(two copies) 보유자 모발이 가장 두꺼웠고, 일본과 중국의 동아시아인의 EDAR 유전자 변이는 88%에 이르렀다. 조사 그룹인 나이지리아의 요루바족과 유럽인에서는 변이가 관찰되지 않았다.

하버드 의대 등 미국, 중국, 영국의 공동 연구팀도 2013년 과학저널 셀에 동아시아인의 EDAR유전자 변이가 3만 5000여 년 전에 일어났음을 보고했다. EDAR유전자 변이 보유율은 중국 한족이 93%, 일본 70%, 태국 70%로 나타났다. 한국인을 대상으로 EDAR유전자 변이 연구는 없다. 그러나 동북아시아인의 많은 공통점을 고려할 때 90% 정도가 EDAR 370A 유전자를 보유했을 것으로 보인다. 이는 각종 조사에서 나타나는 한국인의 모발 직경이 백인과 흑인에 비해 월등하게 두꺼운 데서도 유추할 수 있다.

축구선수 헤딩의 충격량과
탈모 변수

헤딩(Heading)은 축구경기를 더욱 흥미롭게 하는 기술이다. 정식 이름은 헤더(Header)로 머리를 사용하여 공중에 뜬 볼을 받는 동작이다. 선 채로 하는 스탠딩 헤딩, 달려가며 하는 런닝 헤딩, 솟아오르면서 하는 점핑 헤딩, 몸을 날려 쓰러지면서 하는 다이빙 헤딩이 있다.

목적은 골을 넣기 위한 헤딩 슈팅, 볼을 걷어내기 위한 헤딩, 패스를 위한 헤딩 등이 있다. 방향은 전방, 좌우 측면, 후방 등 360도다. 이 운동에는 전신의 근육이 사용된다. 골격근의 경우 경추의 반응을 시작으로 움직임의 방향과 각도에 따라 흉쇄유돌근, 두최장근, 두판상근 등이 연쇄 수축작용을 일으킨다.

헤딩은 필연적으로 두상에 충격을 가한다. 이로 인해 뇌신경과 두피 및 모발 건강 유해 여부에 대해 갑론을박이 있다. 지속적인 헤딩은 뇌신경 손상 위험과 탈모 유발 잠재성이 있다는 것이다.

실제로 헤딩 중에 생성되는 회전력에 의한 뇌 조직의 전단 및 신장 유발과 부상 가능성, 은퇴 축구선수의 치매 확률이 일반인 보다 3.5배 높다는 연구 보고도 있다. 잉글랜드는 2022~2023 시즌부터 12세 미만 선수들의 헤딩을 금지하는 등 일부 나라에서 어린이의 헤딩 금지나 자제를 논의하기도 한다.

헤딩 충격은 어느 정도일까. 충격량(impulse)은 정해진 시간의 운동량 변화다. 충격량의 단위는 운동량의 단위와 같은 뉴턴 초(N·s) 또는 킬로그램미터 매 초(kg·m/s)를 사용한다. 충격량은 질량, 속도, 타격시간이 변수다.

일반적으로 축구공 무게 430g, 볼의 속도 20m/s, 이마와 볼이 닿는 순간을 0.005초로 가정할 수 있다. 이 경우 운동량은 질량 × 속도이므로 0.43kg × 20m/s = 8.6kg·m/s다. 또 운동량을 충격시간으로 나눈(8.6kg·m/s/0.005s) 인력은 1720N이다. 선수가 헤딩할 때 이마에 1720N의 인력이 가해지는 셈이다.

필립 베일리 워싱턴대 교수의 연구에 의하면 날아온 공에 머리를 맞은 축구선수는 중력의 15~20배(15~20G) 충격을, 헤딩 후 낙하할 때 4~5G(중력)를 각각 느낀다. 선수끼리 충돌 때는 50~100G다. 선수는 헤딩 후 충격을 거의 인식하지 못하는 것이다. 이는 뇌에서 충격의 90%를 흡수한 결과다. 두뇌에 전달되는 충격은 실제의 10% 남짓에 불과하다.

뇌는 단단한 두개골로 보호되고, 그 안쪽에는 3층의 막과 뇌척수액의 안전장치가 있다. 두개골과 뇌 사이의 거미막이 완충 공간 역할을 하며 충격을 흡수한다. 그 결과 축구의 헤딩은 뇌의 신경섬유를 파괴할 충격에는 이르지 않는다.

두뇌의 뼈가 튼튼하게 형성된 청소년과 어른은 헤딩으로 인한 뇌 손상 걱정은 기우임을 알 수 있다. 비행기 추락, 자동차 사고 등과 같은 세상의 사건 사고 정도 비율과 비슷하게 생각하는 게 바람직하다. 그러나 유아나 어린이는 헤딩을 자제할 필요는 있다. 헤딩은 모발 건강에는 좋지 않은 요소다.

두피는 축구공에 의해 강한 타격을 직접 받는다. 피부의 미세 손상과 모낭으로 가는 혈류 공급 지장 가능성이 있다. 또 심하면 모낭이 손상될 수도 있다. 축구는 훈련과 게임이 야외에서 펼쳐진다. 낮 경기나 훈련은 강한 자외선에서 자유롭지 못하다. 모발을 보호하는 케라틴층이 자외선에 의해 화학적으로 손상되면 모근 건조, 두피 염증 우려가 있다. 또 게임으로 각성돼 다량 분비되는 아드레날린은 혈액순환 방해요인이 될 수 있다. 모두가 탈모를 유발할 개연성이 있다.

손상이나 염증이 회복되지 않은 상태에서의 반복적인 헤딩은 두피 환경을 더욱 열악하게 한다. 특히 모발이 가늘고 약하거나 이미 탈모가 진행 중인 경우는 모발탈락 가속화 원인이 된다.

그러나 헤딩은 게임 전체의 패스 중 15% 내외다. 수치로는 팀당

35~45회이다. 선수별로는 3~4회에 불과하다. 드피와 모발에 영향을 주기 위해서는 헤딩이 지속적이어야 한다. 게임 당 몇 회의 헤딩은 별다른 영향을 주지 않는다. 또 헤딩의 정석은 이마와 공의 접촉이다. 불가피하게 정수리나 뒤통수로 공을 맞히기도 하지만 대부분은 이마와 공이 맞닿는다. 이마는 모발이 없는 부위다.

축구 등의 운동은 혈액순환을 촉진하고 면역력을 키워준다. 스트레스도 시원하게 날린다. 이 같은 점들은 모발을 건강하게 하는 배경이 된다. 만약 헤딩이 탈모에 영향을 줄 정도라면 축구를 직업으로 하는 프로 선수들은 대부분 대머리라는 논리가 성립되어야 한다. 프로축구 선수 중에 대머리는 극히 드물다. 비율은 일반인과 별다른 차이가 없다.

이는 헤딩과 탈모와의 연관성은 무리라는 점을 시사한다. 헤딩은 두피에 압박 요소임은 분명하다. 다만 지속적으로 헤딩이 이뤄질 때 탈모 위험이 발생된다. 간헐적인 헤딩은 모발 건강과는 무관하다. 잉글랜드 프리미어리그의 손흥민이나 국가대표 뉴페이스 이강인 등 프로축구선수들은 간헐적 헤딩을 한다. 모두 탈모의 위험은 없는 셈이다.

다이어트 탈모
10가지 이야기

다이어트(diet)는 체중 조절을 위한 식단이다. 주로 건강관리나 날씬한 몸매를 만들기 위해 실시한다. 식사량을 줄이거나 아예 금식하는 다이어트는 목적에 따라 체계적으로 이뤄져야 한다. 영양 불균형으로 인한 부작용이 나타날 수 있기 때문이다. 대표적인 게 탈모 현상이다. 다이어트 기간이나 끝난 뒤 모발의 윤기가 사라지고 푸석거리면서 빠지는 현상이다. 드라마틱한 'S라인'을 만들려다 애만 쓴 '애쓴 라인'에 머물고, 탈모까지 오면 정신적 충격은 상당할 수밖에 없다.

하지만 다이어트와 탈모를 일반화할 사안은 아니다. 영양 균형을 고려한 다이어트는 탈모로 이어지지 않는다. 대한비만학회는 비만인에게 치료 전에 6개월 동안 체중의 5~10% 감량을 권유한다. 몸무게 70kg인 사람은 6개월 동안 3.5~7kg을 줄이는 것이다. 이 정도면 몸에 무리가 없다는 의미다. 그런데 이를 준수하는 사람은 많지 않다. 조급한 성취심리 탓에 빠르게 살빼

기를 희망한다.

다이어트 탈모 위험성은 이 같은 짧은 기간 절식을 통한 급격한 체중 감량 때 높다. 다이어트와 탈모 궁금증을 10가지로 풀어본다.

하나. 어떤 다이어트가 탈모를 부르는가.

다이어트 방법은 다양하다. 탈모 위험성이 가장 높은 경우는 완전히 굶는 다이어트다. 물만 마시는 완전한 단식은 외부에서의 영양공급이 전혀 없다. 이 상황이 지속되면 모발 생장에 필요한 영양에 불균형이 발생한다. 또 극히 소량의 음식물만 섭취하고, 빠르게 체중을 줄이는 급속 다이어트도 영양 불균형 우려가 높다.

둘, 모발 영양 불균형은 무엇인가.

모발 성장에는 최소한의 단백질, 비타민, 무기질이 필요하다. 다이어트로 필수 영양소가 일부 또는 전부 공급되지 않은 상태가 영양 불균형이다. 외부에서의 영양 보충이 어려워지면 인체는 자체 지방에 이어 단백질을 연소시켜 에너지를 얻는다. 그런데 지방이 완전소모 되기 전에 단백질 분해도 일어난다. 이로 인해 단백질이 주성분인 모발이 약해진다. 그러나 전체 영양 감소에도 불구하고, 모발의 필수 영양분이 공급되면 탈모는 생기지 않는다.

셋. 다이어트 탈모 전조증상은 무엇인가.

머리카락의 탄력이 떨어지고, 생기를 잃는다. 푸석거리는 모발이 느는 것도 영양 불균형 신호다. 손톱과 발톱의 윤기가 떨어지고 약해지는 것도 연관증상이다. 또 잦은 스트레스와 우울감도 위험 증상이다. 스트레스 때 분비되는 코티졸은 혈액 점성을 높여 모낭의 영양공급에 지장을 일으킨다.

넷. 다이어트 때 모발이 먼저 손상되는 이유는 무엇인가.

인체는 외부에서 영양공급이 줄면 비상체제로 전환된다. 생명 유지에 필요한 순서대로 영양을 분배한다. 심장, 뇌에 우선적으로 영양분이 간다. 심장에서 먼 두피나 손발톱의 영양 공급량이 크게 줄고, 순서도 거의 막바지다. 따라서 다이어트에 의한 영양 불균형은 모발과 손발톱에서 먼저 시작된다.

다섯. 탄수화물 섭취량도 영향이 있는가.

탄수화물이 부족하면 신진대사력이 떨어진다. 다이어트 때는 탄수화물을 극단적으로 줄이는 경향이 있다. 몸 안에 탄수화물이 부족하면 신진대사율이 낮아지고, 머리카락의 영양 흡수력도 감소된다. 새로운 모발 생성이 어렵고, 기존의 모발은 휴지기로 빠르게 전환될 수 있다.

여섯, 다이어트 때는 어떤 모발이 빠지는가.

다이어트 등 환경형 탈모는 유전자에 의한 안드로겐 탈모처럼 휴지기 모발이 빠진다. 성장기의 모발이 전반적인 영양 결핍 또는 특정 영양소 부족으로 휴지기로 전환돼 탈락한다. 모발이 가늘고 푸석거리는 상태로 바뀐 뒤 빠진다.

일곱, 다이어트 기간에 모발이 탈락되는가.

영양공급이 줄어도 단기간에 탈락하지는 않는다. 휴지기로 전화되는 기간과 휴지기 상태로 두피에 붙어 있는 기간이 있다. 식이조절로 인한 탈모는 다이어트 2~3개월 뒤에 나타나는 게 일반적이다.

여덟, 다이어트 탈모를 막는 방법은 무엇인가.

식사량을 서서히 줄이고, 여러 음식을 고르게 섭취하는 게 좋다. 모발 성장과 탈모 예방에 도움 되는 성분인 질 좋은 단백질, 맥주 효모, 아연, 비오틴, 비타민 B군, 비타민 C 등의 영양제를 함께 복용하는 것도 방법이다. 또 가벼운 운동으로 절식에 대한 스트레스를 줄이는 것도 모발 건강에 유리하다.

아홉, 다이어트로 생긴 탈모는 언제 회복되는가.

다이어트 탈모는 영양 불균형으로 인한 일시적 현상이다. 따라서 정상적인 식사를 하면서 영양이 보충되면 약해지거나 빠진 모발은 건강한 머리카락으로 대체된다. 모낭에서 새롭게 움트는 모발의 사이클을 감안하면 모발 탈락 3~4개월 무렵부터 머리카락이 두피를 뚫고 나오게 된다.

열, 다이어트로 인한 영구탈모 가능성은 어느 정도인가.

다이어트로 인한 영구탈모는 이론적으로는 성립하지 않는다. 다이어트 기간에 모낭이 사라지지는 않는다. 모낭이 보존되면 모근도 살아 있다. 만약 다이어트 기간에 영구탈모가 발생하면 우연의 일치다. 다른 원인에 의해 모낭이 손상된 것으로 봐야 한다.

머리채 싸움과
영구탈모 변수

"머리채를 쥐어뜯고 싶다." 분노한 여성이 화를 나타내는 표현이다. 간혹 TV 드라마나 영화에서 머리채를 잡고 싸우는 모습을 볼 수 있다. 현실에서도 종종 일어난다. '세기의 커플'이라던 할리우드 배우인 안젤리나 졸리와 브래드 피트도 머리채를 잡고 싸웠다. 그들은 사건 3년 후에 이혼했다.

심한 몸싸움 중에는 머리카락이 빠질 수 있다. 강한 손아귀의 힘이 작용하면 한 움큼도 빠진다. 모발 밀도가 낮은 사람에게는 몇 올의 모 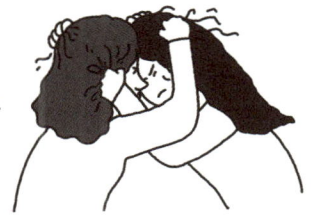 발도 극히 소중하다. 한 움큼이 빠졌다면 충격이 상당할 수밖에 없다. 두피의 통증 못지않게 머리카락이 다시 솟아날지에 대한 불안감으로 극히 예민해진다.

강박 장애로 인해 모발을 습관적으로 뽑는 발모벽(trichotillomania) 환자도 있다. 소아에게 주로 나타나는 발모벽은 스트레스와 연관이 깊다. 불안, 긴장, 슬픔 등의 감정 조절 어려움 속에 머리카락을 뽑으면서 긴장을 해소하는 경향이 있다. 발모벽이 오래되면 불규칙한 모양으로 탈모가 진행된다. 때로는 두피가 딱딱해지고, 흉터도 남게 된다.

또 비교적 젊은 나이에 흰머리가 생기면 계속 뽑는 사례도 있다. 흰 모발이 미용이나 심리적으로 좋지 않다고 여기고 보는 대로 뽑는 것이다. 화상 등의 사고로 인해 머리카락이 빠지기도 한다. 자연 탈락한 모발은 뿌리 부분이 풍선처럼 매끈하고 부드럽다. 반면 물리력이 가해져 강제로 뽑힌 머리카락의 뿌리 부분은 매우 거칠고 날카롭다. 그렇다면 외부의 자극으로 뽑힌 모발의 자리에 새로운 머리카락이 솟아날까. 다시 난다면 새로운 모발은 언제쯤 볼 수 있을까.

모근을 키우고 보호하는 집의 역할을 하는 모낭은 태아기 3~7개월 사이에 완성된다. 성체 줄기세포인 상부진피 섬유아세포에서 모낭 생성을 담당한다. 사람은 출생 직후에 모낭 재생 능력을 잃어버린다. 따라서 평생 모낭의 숫자는 늘어나지 않는다. 모낭이 손상되면 더 이상 기능을 하지 못한다. 모낭이 사라진 곳은 영구탈모가 된다.

그러나 머리카락이 강제로 뽑혔어도 모낭은 건재할 가능성이 높다. 상당한 충격에도 모낭은 손상되지 않는다. 모발만 빠질 뿐이다. 모근은 모낭의 모유두에 결합돼 있다. 강제로 머리카락을 당기면 모근이 모유두에서 모낭과 분리된다. 그 결과 모낭은 거의 손상되지 않는다.

모발이 빠지면 모구의 세포가 분열해 새로운 머리카락이 다시 솟아난다. 새로운 모발은 3~4개월 후에 두피를 뚫고 나온다. 빠르면 2개월 무렵부터 나기도 한다. 모발이식을 한 경우도 마찬가지다. 1개월이면 이식한 머리카락이 빠지고, 3개월이 지나면서 새로운 모발이 자라 올라온다. 이 기간이 모발의 발생기 또는 잠복기다.

만약 모낭이 손상되었으면 머리카락은 나지 않는다. 설사 모발이 솟아나도 얇고 여려서 제대로 성장하지 못한다. 모낭 손상 여부 판별은 초정밀사진 촬영과 3D스캐너 분석 등으로 확인이 가능하다. 그러나 가장 확실한 방법은 시간이다. 모발이 잘 자랄 환경 조성 후 기다리는 것이다. 모낭이 튼실하면 3~4개월 만에 새로운 머리카락이 솟아오른다.

필자의 경험으로는 머리카락이 빠진 자리에 흉터가 없으면 모낭이 보존되었을 가능성이 높다. 흉터가 있으면 모낭 훼손 가능성을 염두에 둬야 한다. 따라서 모발이 뽑힌 자리에 염증이 생기지 않도록 빠르고 적절한 관리를 해야 한다. 특히 발모벽의 경우, 모발을 자주 뽑는다. 이로 인해 모근 주변 피부가 늘어나고, 염증이 발생할 개연성이 높아서 더욱 관리를 해야 한다.

3

탈모와 유전자의 세계

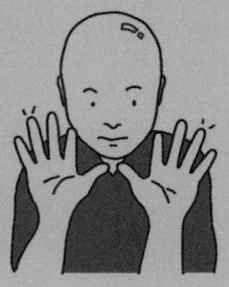

신(神)이 버린 남자, 신이 사랑한 여자

신(神)은 남녀에게 공평할까. 모발에 대해서는 고개가 갸우뚱거려진다. 여자를 더 사랑하고, 남자는 덜 사랑하는 듯하다. 여자는 탈모 걱정이 거의 없다. 이는 동서고금 문화권에서 공통적으로 나타난다. 환경이나 자기관리 등 다양한 변수가 있지만 유전자 특성에서 모발 보존은 여자에게 유리하다.

유전 정보를 유전자 형태로 전달하는 인간의 염색체는 모두 23쌍이다. 22쌍의 상염색체와 1쌍의 성염색체다. 남성과 여성은 성염색체로 결정된다. 여성은 X가 두 개, 남성은 X와 Y 각 하나씩이다. 여성 염색체는 이중구조다. 하나의 X 세포에 이상이 발생하면 다른 하나가 보완하게 된다. 반면 남성은 안전장치가 없다. X나 Y나 세포에 변수가 생기면 문제점이 그대로 노출된다. 나이가 들수록 이상 세포가 증가하고, 질병 위험이 높아진다. 보완 장치가 없는 남성의 질환 위험은 여성보다 높을 수밖에 없다.

탈모에는 유전인자 변수가 있다. 모발 탈락에 연관된 주요 인자는 Chr20p11, EDAR, IL2RA, HLA-DQB1 등이다. 이들 인자는 X염색체와 상염색체 2번과 20번에 실린다. 상염색체 2번과 20번의 탈모 변수는 그리 높지 않다. 탈모 여부는 X염색체 유전인자 영향이 거의 절대적이다. 유전 정보는 환경과 맞아떨어지면 발현된다.

모발 건강에 좋지 않은 요소는 영양 불균형, 심한 다이어트, 환절기, 출산, 스트레스, 질환, 약물 등 다양하다. 탈모 유전인자는 머리카락 성장과 유지에 적합하지 않은 환경에 노출되면 모발 탈락으로 나타난다. 즉 탈모의 필요조건은 유전인자, 충분조건은 환경이고, 유전인자와 환경이 결합할 때 비로소 완전조건이 된다.

탈모의 완전조건은 남자는 쉽게 충족되는 반면에 여자는 거의 조합이 이루어지지 않는다. 탈모 유전인자를 받고 태어난 남자는 대머리 위험이 극히 높다. 하나인 X염색체에 탈모 유전인자가 실리고, 발현 조건 환경에 노출되면 시나브로 머리카락이 빠지게 된다.

유전형 모발 탈락은 이마에서 두상부 양 측면으로 진행하는 M자 형태가 일반적이다. 또 정수리의 모발 빈도가 낮아지는 O자형 병행도 많다. 심하면 이마부터 정수리까지 고속도로나 KTX 고속철처럼 뻥 뚫리게 된다.

반면 여자는 같은 경우라도 대머리가 거의 없다. 그저 머리카락이 약간 빠지는 정도에 머문다. 이는 여성에게는 X염색체가 2개인 덕분이다.

남자는 X염색체 1개에 탈모인자가 실리면 거의 대머리가 되지만, 여자는 보인자에 머물기 때문이다. 보인자는 유전인자는 갖고 있으나 겉으로 드러나지는 않는 사람이다. 여자가 대머리가 되려면 X염색체 2개 모두에게 탈모 유전인자가 실려야 한다.

또 성호르몬도 변수다. 인간은 생존과 종족 보존 방향으로 진화돼왔다. 이 과정에서 남자는 많은 테스토스테론(testosterone) 호르몬 분비로 성적 매력과 강함을 과시하게 되었고, 여자는 젊고 건강하며 여성성을 돋보이게 하는 에스트로겐(estrogen) 분비가 늘었다. 여성의 테스토스테론 분비량은 남성의 10~20%에 불과하다.

그런데 남성호르몬 테스토스테론 중 약 5%는 모낭에 있는 5알파-환원효소(5α-reductase)를 만나 탈모 유발 호르몬인 DHT(dihydro testosterone)로 전환된다. DHT가 모근의 안드로겐(androgen) 수용체에 부착되면 모근 세포의 단백질 합성과 혈액순환이 어렵게 된다. 안드로겐 수용체는 안드로겐을 수용하는 단백질로 테스토스테론과 DHT 수용 작용을 한다. 이로 인해 영양분 공급을 제대로 받지 못한 모근은 정상적으로 성장하지 못한다. 또 모낭의 기능이 떨어짐에 따라 피부 밖의 머리카락 줄기도 점점 가늘어지면서 탈락하게 된다. 반면 여성호르몬인 에스트로겐은 모발 성장을 촉진한다.

인간의 성 염색체와 성 호르몬 작용은 남자에게는 탈모 고민을 남겼다. 그러나 여자에게는 머리카락이 빠지는 걱정을 면하게 했다. 탈모 유전인자와 인간 진화로 볼 때 신(神)이 사랑한 인간은 분명 남성이 아닌 여성이다.

DHT는 탈모 악당인가, 발모 천사인가

리본장어 등 물고기 500여 종은 성(性)을 바꾸는 능력이 있다. 환경 변화에 따라 암컷이 수컷이 되고, 수컷이 암컷으로 변신한다. 이는 자연계 종족 보존의 법칙이다. 인간의 모발에 큰 영향을 미치는 DHT(dihydrotestosterone)도 두 가지 전혀 다른 성질을 갖고 있다. 특정 환경에서는 모발을 탈락시키고, 어느 상황에서는 모발을 성장시킨다. 탈모를 일으키는 악당이기도 하고, 모발을 성장시키는 천사이기도 하다. 이처럼 DHT의 모발에 연계된 특징은 이중성(二重性)이다. 머리카락이 빠지는 것도, 가슴에 털이 나는 것도 DHT가 결정적 원인이다.

두상이 민둥산처럼 되는 대머리에도, 남성성의 상징인 멋진 수염과 구레나룻, 가슴의 털에도 연관 있다. 특히 대머리는 두상에만 모발이 적을뿐 눈썹, 턱수염, 가슴, 겨드랑이, 팔, 다리 등 전신에 털이 짙을 가능성이 있다. 모발은 신체 부위에 따라 호르몬에 대한 수용체 분포, 종류, 민감도가 다르다. 이로 인해 DHT의 요술이 가능하다.

DHT는 모발 성장 조절 물질이다. 똑같은 호르몬인데 적용 신체 부위에 따라 천양지차의 결과를 낳게 한다. 두피에서는 모발을 탈락시키는 반면에 눈썹과 그 이하의 신체에서는 오히려 털의 생장을 촉진시킨다. DHT의 요술은 모낭에서 5알파-환원효소와 안드로겐수용체(Androgen receptor)를 만날 때 가능하다.

DHT는 남성 호르몬인 디하이드로테스토스테른의 약자로 발육 촉진과 2차 성징을 발현시킨다. 남성 호르몬 테스토스테론(testosterone)이 5알파-환원효소(5α-reductase)를 만나 전환된 물질이다. 5알파-환원효소는 테스토스테론을 더욱 강력한 남성 호르몬 DHT로 전환 시킨다. 모낭의 세포와 피지샘에 존재하는 5알파-환원효소는 제1형과 제2형이 있다. 제1형은 피지를 만드는 데 관여하고, 제2형은 털의 성장에 영향을 미친다.

안드로겐 수용체는 안드로겐을 받아들이는 단백질이다. 안드로겐 수용체는 남성 생식기를 활성화하고, 모발 성장과 피지 생성에 관여한다. 또 테스토스테론과 디하이드로테스토스테론을 받아들인다. DHT는 모유두 세포에 들어가 모발 성장 조절을 하고 피지선 증식에 관여한다.

DHT가 두상의 앞머리(전두부)와 정수리(두정부)의 모유두의 안드로겐 수용체와 결합하면 모낭이 퇴축된다. 모모세포 DNA에 세포파괴 신호가 전달되고, 세포자살인자(Cell Apoptosisfactor)인 BMP, DKK-1, TGF-β1가 활성화 된다. 또한 모발 증식 촉진인자를 줄이게 한다. 이로 인해 모낭에서 영양공급을 제대로 받지 못한 모발은 가늘어지면서 탈락하게 된다. 모발이 제 수명인 5~8년을 버티지 못하고 조기에 빠지는 게 탈모다.

DHT는 앞머리와 정수리 모발의 성장은 억제하는 반면 눈썹, 수염, 가슴, 팔, 다리 등의 다른 신체 부위 체모는 성장시킨다. 대머리 남성 중 상당수가 다리와 팔 등에 체모가 많은 이유다.

DHT는 두정부와 이마 외의 신체, 즉 눈썹과 그 아래 신체에서 안드로겐 수용체와 결합하면 인슐린 유사 성장인자(Insuline-likegrowth factor, IGF-1)를 분비시킨다. 모유두 세포에서 모발 성장물질인 IGF, IGFBPs, EDA2R, Wnt 유전자, Wnt수용체 등의 증가를 촉진시킨다. 반면 모발 탈락과 연계된 DKK-1은 증가시키지 않는다. 이처럼 모낭 성장촉진 인자들이 활성화되면 모발의 성장기가 활성화된다. 조기에 퇴행기로 넘어가는 것을 막아준다. 그 결과 수염 구레나룻 가슴 팔다리 등에서는 체모가 잘 자라게 된다. 가슴이나 팔다리에 체모가 많은 사람은 탈모와의 연관성을 점칠 수 있는 배경이다.

DHT의 신체 부위별 효과 차이는 탈모 3요소를 구성하는 안드로겐 수용체와 5알파-환원효소의 진피 모유두 세포 내 활성도 차이 영향도 있다. 안드로겐 수용체의 mRNA는 전두부 두피, 수염, 겨드랑이에서 강하게 나타난다. 5알파-환원효소의 제1형은 모든 부위에서 활성화 된다. 반면 5알파-환원효소의 제2형은 수염과 전두부, 두피, 진피 모유두 세포에서만 나타난다. 이는 안드로겐 작용의 반응성이 부위별로 다름을 의미한다.

  이상을 종합하면 두피의 모발 탈락과 신체 체도 증식은 DHT 분비량이 많을수록, 안드로겐 수용체 활성도가 높을수록 빠르게 진행된다. 머리카락을 지키는 원론적인 방법은 모발 성장인자를 증가시키거나 안드로겐 억제 유전자를 작동시키는 것이다. 안드로겐 억제유전자는 5알파-환원효소를 억제하고 안드로겐 수용체를 감소시킨다.

  모발 성장을 조절하는 성장인자에는 EGF(epidermalgrowth factor), TGF-α(transforming growth factor-α), TGF-β1(transforming growth factor-β1), KGF(keratinocyte growth factor), IGF-1(insulin-like growth factor-1), HGF(hepatocyte growth factor) 및 FGF(fibroblast growthfactor) 등이 있다. TGF-β, FGF-2는 대표적인 모발 성장 억제인자이고, IGF-1, HGF는 모발성장 촉진인자다.

탈모 유전자 세계와
모발탈락 예방

탈모인의 70~80퍼센트는 유전이 원인이다. 조상에게 물려받은 탈모 유전자(Gene)로 인해 모발이 탈락한다. 유전자는 부모가 자식에게 특성을 전한 현상인 유전을 일으키는 단위다. 인체의 설계도라고 할 수 있다. 특정 형질의 단백질로 인해 사람의 외모, 두상 형태 등은 다르게 된다. 유전자는 이런 단백질 제조 공장 역할을 한다. 사람의 유전자는 2만 5천 개에 이른다. 이 중에 모발과 관련된 유전자는 약 1천 개로 추정된다. 영국 에든버러 연구팀은 2017년 2월에 탈모 관련 유전자 287개를 파악했다. 유전자는 염색체에 있다.

  사람의 몸에는 5백만 개 정도의 체모가 있다. 손바닥과 발바닥, 입술 등의 점막을 제외한 피부 전체에 분포해 있다. 머리카락은 인종과 개인차가 있는데 한국인은 약 10만 개다. 모낭은 출생 후에는 새로 생성되지 않는다. 모발은 자연의 삼라만상처럼 생로병사의 과정을 거친다. 솟아나고, 자라고, 힘을 잃고, 사라진다. 사람은 이 같은 모발 특성을 부모로부터 물려받았다. 이것이 유전이다.

한국인의 모발은 서양인과 다르다. 밀도, 색깔, 굵기, 탄성도, 모낭 당 모근 수에서 차이가 있다. 한국인은 백인에 비해 탈모 시기가 10년 정도 늦다. 탈모인도 서양인에 비해 적다. 반면 모낭 당 모근이 대부분 1개에 불과하다. 이에 비해 백인은 모낭당 모근이 2~3개가 일반적이다. 이 같은 모든 게 유전자에 담겨 있다.

탈모 유전자는 모발탈락 요인을 형성하는 5알파 환원효소를 활성화시키거나 안드로겐 수용체의 활성도를 증가시키는 인자다. 탈모 유전인자를 타고났어도 모두가 모발이 탈락되는 것은 아니다. 탈모 유전인자를 발현시키는 환경에 노출되었을 때 머리카락을 잃게 된다. 이는 탈모 유발 환경 요인을 제거하면 건강한 머리카락을 유지할 수 있다는 의미다.

이에 모발 고민이 많은 중년의 남성은 물론 MZ세대에서도 탈모 유전자 검사에 관심이 높다. 검사는 10종 내외의 탈모 유전인자를 확인하는 것이다. 이 중에 몇 종이 몸 안에 있는지, 모발 굵기 변화 가능성은 어느 정도인지 등을 파악하고 선제적으로 대응하는 움직임이다.

하지만 유전자 검사가 모든 것을 말해주지는 않는다. 참고치에 불과하다. 탈모는 다인자 유전이고, 연관 유전자도 1천 종 정도로 많다. 탈모 유전 소인을 제대로 알려면 모든 유전자를 분석해야 한다. 많은 인자를 검사할수록 예측 정확도가 높아진다. 아쉽게도 수많은 유전자 중에 깊게 연구된 것은 극소수에 불과하다. 탈모 유전자의 유형은 크게 몇 가지로 나눌 수 있다. 안드로겐 수용체 유전자, 5알파 환원효소 유전자, 모발 사이클 관련 유전자, WNT 신호전달 유전자 등이다.

탈모에 결정적인 영향을 미치는 유전자는 Chr20p11이다. 디하이드로테스토스테론(DHT)의 생성량을 조절하는 유전자다. 5알파 환원효소와 안드로겐 수용체를 활성화시키는 Chr20p1 보유자는 비보유자에 비해 남성형 탈모가 진행될 확률이 7배나 높다. Chr20p11에 유전자 변이가 발생하면 탈모 가능성이 1.6배나 높아진다. 부계와 모계로 모두 유전되는데, 성염색체인 X염색체와 상염색체 중 20번 염색체의 P11 분절의 2부위가 동시에 나타난다.

또 모발 굵기에 관련된 유전자에는 EDAR이 있다. 2번 염색체에 있는 인자로 엑토디스플라신A 수용체 단백질을 생성한다. 모발, 피부, 손톱, 치아, 땀샘 등에 관여한다. 모발을 굵게 하고, 건강한 피부를 형성하는 역할을 한다. 한국인을 포함한 다수의 동양인은 이 단백질의 변이된 370A를 보유하고 있다. 이 변형 유전자는 모발을 더 굵게 하고, 땀샘 수는 증가시키고, 가슴을 작게 한다. 한국인의 모발이 굵은 이유다. EDAR 유전자 비보유자는 솜털인 연모가 굵은 모발인 성모로 성장하는데 상대적으로 많은 시간이 소요될 수 있다.

원형탈모 연관 유전자에는 IL2RA와 HLA-DQB1가 있다. 10번 염색체인 IL2RA는 면역시스템 유지에 필수적인 역할을 한다. IL2RA 유전자에 변이가 있으면 면역시스템이 무너질 수 있다. 이 경우 자신의 몸을 외부 물질로 착각하고 공격하는 자가면역 질환인 원형탈모 가능성이 높아진다. 면역체계 관여 단백질 생산 정보를 지닌 IL2RA와 HLA-DQB1은 유전 탈모와의 상관성은 낮다.

유전 탈모로 본
소아 청소년과 성인

 탈모 시작 나이는 언제일까. 탈모는 유전과 환경 요인으로 볼 수 있다. 환경 영향에 의한 탈모는 나이를 따지지 않는다. 소아부터 노인까지 무차별이다. 반면 유전으로 인한 탈모는 꽤나 인간적이다. 소아나 청소년에게는 온정적이다. 어른에게만 가혹하다. 탈모 유전자 발현은 성인에게만 해당된다.

 인생은 탄생에서 죽음까지 단절 없이 계속된다. 아이와 어른의 경계는 모호하다. 소아 청소년과 성인의 구분은 시대마다 달랐다. 전통시대에는 자녀를 낳을 수 있는 성적 능력 연령이 기준이었다. 2차 성징이 나타나 여성답게, 남성답게 변한 시기다. 조선에서는 16세에 호패를 착용했다. 이때부터 성인이었다. 오늘의 나이로 환산하면 15세다.

 대한민국의 법적 성인은 19세부터다. 친권자나 후견인의 동의 없이 결혼 등의 법률행위를 할 수 있는 나이다. 신체적으로, 정신적으로 성숙해 사회 구성원으로서 책임을 분담하는 의미가 있다. 많은 나라에서는 18세 전후에서 아이와 어른으로 나눈다.

탈모 유전자 활성화로 본 성인도 18세 전후다. 탈모 유전자는 5-알파 환원효소와 안드로겐 수용체를 활성화하는 단백질을 생성한다. 유전 탈모는 18세 미만에서는 거의 일어나지 않는다. 유전으로 인한 모발탈락은 18세 이후에 발생 가능성이 높다. 이는 탈모를 유발하는 5알파-환원효소가 한창 몸이 커 갈 때는 두피에서 활성화 되지 않는 덕분이다. 탈모 유발 주범인 DHT(Dihydrotestosterone)는 성장기 이후의 성인에게만 발현된다.

탈모 유전자를 가졌어도 어릴 때 대머리가 되지 않는 이유는 남성호르몬이 적기 때문이다. 미국의 해밀턴 박사는 어릴 적 사고로 거세된 104명을 관찰했다. 그 결과 탈모 유전자 보유 쌍둥이 중 거세된 한 사람은 모발이 풍성했으나 다른 한 명은 대머리가 되었음을 확인했다.

성장은 민족마다, 개인마다 차이가 있다. 영양 등 섭생 등의 영향도 있다. 이 같은 여러 변수를 감안해도 일반적으로 뼈의 성장판은 16세에서 18세 사이에 닫힌다. 키의 성장이 멈췄다는 의미다. 성장이 늦은 일부는 20세 무렵에도 키가 큰다. 그러나 전반적으로 고등학교 3학년 나이인 18세면 성장이 끝난 것으로 볼 수 있다. 따라서 이론적으로는 20세 안팎부터 유전 영향을 받을 수 있다.

실제로 최근 5년(2018~2022) 동안 모제림성형외과를 찾은 안드로겐형 탈모인 남성 비율은 20대 2.5%, 30대 3.80%, 40대 12%, 50대 26%, 60대 43.3%, 70대 이상 36.9%였다. 탈모 유전자가 중년인 40대부터 크게 발현되었음을 알 수 있다.

성인의 탈모 과정은 분명하다. 근 골격, 생식 기관 발달 등에 관여하는 테스토스테론(testosterone)이 모낭에서 5-알파환원효소와 결합하면 부신에서 DHT가 합성된다. DHT는 테스토스테론에 비해 월등한 안드로겐 수용체 친화력을 갖고 있다. DHT가 모유두 세포의 안드로겐 수용체와 만나면 BMP, TGF-β, DKK-1 등의 탈모 물질이 생성된다. 그 결과 모근 세포가 손상되고, 영양공급을 제대로 받지 못한 성장기 모발이 급속하게 휴지기로 전환된다. 모발이 제 수명을 다하지 못하고 빠지는 게 탈모다.

탈모 유전자가 안드로겐 수용체 같은 단백질을 생성하려면 발현이 되어야 한다. 그러나 성장기에는 모낭에서 5-알파 환원효소와 안드로겐 수용체 활동이 두드러지지 않는다. 어린이와 청소년에게는 유전 탈모가 진행되지 않는 이유다. 옛사람들도 이를 경험적으로 알고 있었다. 대머리로 고민했던 기원전 4세기의 철학자 아리스토텔레스는 탈모와 남성 호르몬의 관계를 짐작했다. 남성은 성 생활이 가능한 나이에 탈모가 되고, 거세된 남성은 모발이 빠지지 않고, 여성에게는 대머리가 없음을 말했다.

여자 대머리와
호르몬의 작용과 반작용

대머리는 남자의 전유물일까. 여성에게도 탈모가 발생한다. 여자도 유전자에서 자유로울 수 없기 때문이다. 하지만 여성의 유전 탈모는 대머리까지는 발전하지 않는다. 여성 탈모는 성장기가 끝난 20대부터 시작돼 나이가 들수록 점차 증가한다. 모발탈락은 주로 정수리 주변에서 발생한다. 머리카락이 가늘어지면서 탄력이 떨어져 조금씩 빠지게 된다. 그러나 앞머리 이마선과 전두부 측면은 유지된다.

간혹 남자처럼 M자형과 O자형 탈모가 겹쳐 이마부터 정수리까지 모발이 거의 없는 경우도 있다. 그런데 이는 유전이 아닌 환경이나 질환에 의한 것이다. 여성은 신체 생리 구조상 완전 대머리와는 거리가 멀다. 그 이유는 다음과 같다.

먼저, 유전자의 혜택이다. 염색체는 여자가 XX, 남자는 XY다. 탈모 유전자는 주로 X염색체에 영향 받는다. 남자는 X염색체가 하나인 반면 여자는 둘이다. 여자가 탈모인이 되려면 X염색체 두 개 모두에 유전 인자가 실려야 한다. 하나에만 실리면 보인자로 머문다. 따라서 여자가 탈모가 될 확률은 극히 희박하다.

다음, 남성 호르몬 테스토스테론의 혜택이다. 남자와 여자의 탈모 원리는 같다. 남성호르몬 테스토스테론은 5알파-환원효소에 의해 DHT로 환원된다. DHT는 모낭에서 모발의 성장을 억제한다. 이로 인해 머리카락이 빠진다. DHT의 전구물질(precursor)인 테스토스테론이다. 전구물질은 어떤 화합물을 만들어 내는 모체다. 남성호르몬인 테스토스테론은 주로 남자의 정소에서 생산된다. 그런데 여자의 난소와 부신에서도 소량 합성된다.

남자의 테스토스테론은 사춘기 때 급증하여 성장기가 지난 20대부터 점차 감소한다. 여자는 사춘기 이후에도 농도의 변화가 거의 없다. 성인의 혈중 테스토스테론 농도는 남자가 30~200pg/ml, 여자가 5~10pg/ml 정도다. 여자는 테스토스테론 호르몬이 남자의 1/6~1/25에 불과하다. 탈모 가능성이 남성에 비해 현저하게 떨어지는 이유다.

또 하나, 여성호르몬 에스트로겐의 혜택이다. 여성호르몬인 에스트로겐에는 20여종이 있다. 이중 대표적인 게 에스트론, 에스트라디올, 에스트리올이다. 남성호르몬 테스토스테론에 아로마타아제(aromatase) 효소가 작용하면 여성호르몬으로 전환된다. 테스토스테론은 효소의 작용에 의해 DHT로도, 에스트라디올로도 환원되는 것이다. 남성은 5알파-환원효소에 의해 DHT로, 여성은 아로마타아제에 의해 에스트라디올(estradiol)로 전환되는 비율이 높다. 에스트로겐 중 가장 강력한 호르몬인 에스트라디올은 두피에서 DHT의 농도를 낮추는 역할을 한다. 여성의 탈모, 특히 대머리가 없는 이유다.

또한 아로마타아제의 혜택을 받았다. 여성의 전두부에는 안드로겐 수용체가 적다. 탈모를 일으키는 DHT 생성에는 안드로겐 수용체의 존재가 필수다. 그런데 여성의 전두부에는 안드로겐 수용체가 적다. 대신 테스토스테론을 에스트라디올로 전환시키는 아로마타아제가 풍부하다. 여성의 이마와 전두부 측면의 머리카락이 거의 탈락하지 않는 이유다.

남녀를 불문하고 남성호르몬과 여성호르몬이 분비된다. 남성호르몬 테스토스테론은 모발탈락을 일으키는 DHT의 전구물질이다. 또 모발탈락을 억제하는 에스트리올로도 전환된다. 여성은 에스트리올로 전환시키는 아로마타아제가 남성의 6배 정도에 이른다. 아로마타아제는 앞이마 전두부 측면에 많이 분포하고 있다.

여성은 이 같은 중복된 안전장치로 인해 탈모가 적고, 모발탈락이 되어도 앞이마와 전두부 측면이 심하게 진행되지 않는다. 앞머리의 모발탈락이 거의 일어나지 않기에 헤어라인이 유지된다.

탈모 유발 직업,
대머리 안 되는 직업

탈모는 직업과 일부 연관성이 있다. 극심한 스트레스를 받거나 생활이 불규칙한 직업인은 모발탈락 가능성이 있다. 이 같은 환경에 노출된 직업인은 탈모 유전자 발현이 될 수 있다. 또 탈모 유전자를 보유하지 않았어도 계속된 자극으로 모발탈락이 일어나기도 한다. 반면 특정 직업인은 절대 대머리가 되지 않는다.

탈모에 취약한 대표적인 사람은 마감 시간에 쫓기는 직업인이다. 기자, 편집자, 보험 영업인 등이다. 영업인들은 일이나 월, 분기 등 특정 주기로 마감을 한다. 기자는 매일, 시시각각 기사 송고를 한다. 인터넷 시대인 요즘에는 실시간 마감을 해야 한다. 컴퓨터와 핸드폰을 끼고 살고, 늘 대기하는 불안한 상황에 노출된 기자들은 모발탈락 위험이 높은 직업군이다.

다음, 배우나 탤런트 가수 등의 연기자다. 공연을 하는 배우나 탤런트는 분장이 생활화돼 있다. 머리카락 다듬기, 가발 부착 등의 행위를 수시로 해야 한다. 대중 앞에 서는 가수도 비슷하다. 더욱이 연기자는 수많은 대본을 암기하고, 상황에 맞게 풀어내야 하는 정신적 부담도 심하다.

판매원도 스트레스 받기는 마찬가지다. 설명과 설득, 반품, 항의 등 머리카락을 쥐어뜯을 일이 많다. 이는 전화 상담원도 비슷하다. 감정노동자들은 억울한 일을 당해도 고객에게 화를 낼 수도 없는 처지다. 안전모를 쓰고 일하는 근로자, 두뇌를 많이 쓰는 연구원들도 모발 관리에 신경 써야 할 직업인들이다.

반면 절대 탈모 걱정을 하지 않는 직업인도 있다. 옛 왕조시대의 환관인 내시다. 고대 그리스의 의사인 히포크라테스는 "내시는 대머리가 없고, 수염도 나지 않는다"고 했다. 내시는 일반적으로 고환을 제거한 사람을 말한다.

남성호르몬은 고환에서 95% 정도 생산된다. 고환의 정소가 없는 내시에게서는 남성호르몬 생성이 극히 미약하다. 남성호르몬 테스토스테론이 DHT로 전환돼 두피에서는 탈모를 일으키고, 눈썹 아래 부위에서는 모발을 키운다. 따라서 남성호르몬 생성이 거의 없는 내시는 대머리가 되지 않고, 수염도 나지 않는다.

다만 내시도 대머리가 되고, 수염이 나는 경우가 있다. 내시는 고환만 제거한 경우, 남성 상징물만 제거한 경우, 고환과 남성 상징물을 모두 제거한 경우 등

세 부류가 있다. 남성의 심벌만 없앤 환관의 고환에서는 테스토스테론이 자연스럽게 분비된다. 또 정충도 생산된다. 그저 남성 상징물이 제거됐기에 남자 구실만 하지 못할 뿐이다.

이 경우 탈모 유전자를 받은 내시는 정상적인 DHT 활동으로 모발이 탈락하고, 이마 아래 부위의 체모는 성장하게 된다. 대머리에 수염이 풍성한 내시가 된다.

또 하나, 유전이 아닌 환경 악화로 인한 대머리 가능성도 있다. 내시는 밤낮 폐쇄된 궁궐에서 생활한다. 그것도 왕을 모시기에 극도의 긴장 상태에 있다. 전통시대에는 위생여건이 좋지 않았다. 피부염 등 두피의 트러블이 많을 수밖에 없다. 이 같은 환경으로 인해 모발이 조기 탈락할 수 있다.

또한 사춘기 이후에 거세된 사람은 수염이 있을 수 있다. 내시는 대개 10세 이전에 거세된다. 사춘기가 오기 전이다. 만약 호르몬 분비가 왕성한 사춘기 이후에 거세됐다면 이미 수염이 존재할 수 있다. 이 경우 시간이 지나면서 수염이 점점 옅어지게 된다.

한편 내시가 성 스캔들의 중심에 선 경우가 있다. 조선 태조 2년(1393) 6월 19일에 내시 이만이 죽임을 당하고, 왕세자빈 유씨가 친정으로 쫓겨났다. 그들의 육체관계가 발각되었기 때문이다. 태종 17년(1417) 8월 8일에는 환관 정사징이 목숨을 잃었다.

그는 회안대군의 첩과 간통하고, 상왕인 정종의 시녀와 관계를 가졌다. 조선 초기의 환관 일부는 음경을 보존하고, 고환만 제거했다. 이 경우 자녀를 낳을 수 없으나 남녀관계는 가능했다. 물론 고환 부재로 테스토스테론 생성은 거의 없다. 모발은 탈락하지 않고 수염도 자라지 않는다.

손가락 길이와 탈모, 발가락 길이와 유전

'발가락이 닮았다' 소설가 김동인이 1932년에 발표한 단편소설이다. 주인공 M은 생식능력이 없다. 그런데 아내가 아이를 낳았다. 아이와 함께 병원을 찾은 M은 의사에게 "발가락이 닮았다"고 했다. M의 신체 비밀을 아는 의사는 "발가락뿐만 아니라 얼굴도 닮았다"고 했다. 유전의 자연과학을 뛰어넘는 휴머니즘이 숨 쉬는 대답이었다.

인체의 특징은 부모로부터 물려받는다. 발가락 손가락 형태도 영향을 받는다. 그렇다면 탈모 유전자 보유 남성의 손가락과 발가락에는 어떤 특징이 있을까. 호기심 천사인 일부 의료인이 손가락 길이와 탈모의 연관성에 대해 연구했다. 그 결과 약지가 검지보다 길면 탈모 확률이 높은 흥미로운 사실을 확인했다. 다섯 손가락 중 첫째가 엄지, 둘째가 검지, 셋째가 중지, 넷째가 약지, 다섯째가 소지다.

대만 가오슝 의대 피부과 연구팀은 네 번째 손가락이 두 번째 손가락보다 길수록 탈모 위험이 높다는 연구 결과를 2023년에 국제학술지 '남성 노화(The Aging Male)'에 실었다. 연구팀은 평균 연령 37세인 탈모 남성 240명을 대상으로 오른손 검지와 약지 길이를 측정했다. 다른 변수를 최소화하기 위해 손가락 이상자, 탈모 연관 전신 질환자, 최근 3개월 내 탈모 치료자, 모발 이식자는 제외했다.

조사 결과 오른손 약지가 검지보다 긴 남성은 중증 탈모 위험이 6배가량 높았다. 특히 안드로겐 탈모일수록, 나이가 많을수록 높아졌다. 가벼운 탈모는 검지와 약지 길이 차이가 적었다.

튀르키예 셀추크대의 메메트 위날 박사 연구팀도 같은 내용의 결과를 유럽 미용 피부과학회지(Journal of Cosmetic Dermatology) 2017년 9월호에 발표한 바 있다. 연구팀은 갓 태어난 남자아이의 손가락 길이에서 어른이 된 후의 탈모 가능성을 유추해 보았다. 약지가 검지 보다 길면 성장기 후에 모발 상실 가능성이 높음을 확인한 것이다.

이 같은 연구 결과는 손가락과 남성호르몬 테스토스테론과의 연관성으로 풀이할 수 있다. 태아의 손가락과 발가락은 임신 7주차나 8주차부터 형성되어 분리되기 시작한다. 모낭도 이 무렵에 발달한다. 손가락과 발가락 길이는 이 기간 급증하는 테스토스테론 영향을 받는다. 특히 네 번째 손가락이 성호르몬에 민감하다. 네 번째 손가락 약지는 남성호르몬 테스토스테론 수치가 높으면 길어지고, 여성 호르몬 에스트로겐 분비가 많으면 발달이 늦어진다.

테스토스테론은 모낭에서 5알파-환원효소와 만나 DHT로 변한다. 이 물질이 탈모를 일으킨다. 네 번째 손가락 길이가 길면 테스토스테론 수치가 높을 개연성이 있다. 연구팀들은 태아 시절 테스토스테론 노출이 많음에 따라 약지가 길어진 것으로 추정했다. 또 지나친 테스토스테론 생성이 모낭 수축을 불러와 모발 생장에 어려움이 있는 것으로 생각했다.

약지와 테스토스테론 관계는 성적 매력과도 연관성이 점쳐진다. 스위스 제네바대 연구팀은 2011년 영국 왕립학과 생물학 저널에 약지가 검지보다 긴 남성이 여성에게 매력적으로 느껴진다는 연구 내용을 게재했다. 연구팀은 18~34세 여성 80명에게 젊은 남성 49명 사진을 보여준 후 매력도를 조사했다. 그 결과 여성들이 선호한 매력남들에게는 약지가 검지보다 긴 공통점이 있었다.

한국의 한 비뇨기과 의사는 약지가 검지보다 긴 남성은 음경도 상대적으로 긴 현상을 확인했다. 캐나다 컨커디아대 연구팀, 영국 사우스햄턴대 존매닝 박사 등의 조사에 의하면 약지가 긴 남성이 적극적이고, 운동능력이나 환경적응에 뛰어났다. 반면 여성은 손가락 길이와 별다른 연관성이 없었다.

이 같은 내용들은 태중에서 테스토스테론 영향과 남성적 신체 발달을 유추해 볼 수 있는 대목이다. 반면 노준 조선대병원 비뇨기과 교수팀의 조사에 의하면 손가락 길이와 정액의 질은 상관성이 없었다.

각 연구를 종합하면 손가락 길이와 탈모, 나아가 성적 능력 관계는 개연성이 있을 것으로 보인다. 하지만 손가락 연구는 단순 비율과 단편적인 통계에 의한 것이다. 인체는 복잡 미묘하고, 밝혀지지 않은 게 많다. 탈모 원인도 다양하고, 사람의 체질과 성향은 유전과 함께 후천적 영향도 대단히 크다. 모발의 진실은 여전히 많은 부분이 베일에 감춰져 있다. 손가락과 탈모 연관성은 흥미로운 가설로 참고하는 정도가 좋을 듯싶다.

일란성 쌍둥이의
동시 탈모 확률

2001년 한 유력 신문에 흥미로운 광고가 실렸다. 탈모 일란성 쌍둥이 5쌍이 모델로 나선 것이다. 광고는 대한피부과개원의협의회가 주관했고, 목적은 한 탈모치료제 복용 후의 효과 비교였다. 쌍둥이 중 한 사람에게는 탈모치료제를 복용하게 하고, 한 명에게는 복용하지 않게 한 뒤 비교 결과를 사람들에게 알린 것이다. 약을 7개월 복용한 그룹은 모발이 솟아난 반면 그렇지 않은 그룹은 변화가 없었다.

이 광고에는 탈모 유전자를 보유한 일란성 쌍둥이는 똑같이 모발이 빠진다는 전제조건이 있다. 과연 탈모 유전자를 타고난 일란성 쌍둥이는 모두 모발이 빠질까. 일란성 쌍둥이 둘 다 동시 안드로겐 탈모가 발생할 확률은 80% 정도로 인식되고 있다. 2013년 5월에 미국의 한 학회지에는 일란성 쌍둥이 중 한 명만의 모발 탈락 비율이 20%대였다는 보고도 있었다. 조사기관 마다 차이가 있지만 일란성 쌍둥이의 동시 안드로겐 탈모 가능성은 80~90%에 이른다.

이 같은 높은 수치는 다른 유전 질환에서도 비슷하다. 아토피피부염의 동시 발생률은 일란성 쌍둥이 80% 안팎, 이란성 쌍둥이 20% 내외다. 당뇨병도 일란성 쌍둥이의 동시 발병률은 50~90%에 이른다.

그러나 탈모를 비롯한 모든 유전 질환이 필히 발현되는 것은 아니다. 살아가면서 생긴 생활 속의 변화에 의해 유전자 발현이 조절되기 때문이다. 탈모 유전자는 기능이 알려진 것만 해도 12개 정도다. 다인자 유전 질환인 탈모가 되려면 다양한 환경 조건도 맞아야 한다. 섭생, 영양 상태, 두피 건강, 자외선, 음주, 스트레스, 운동, 약물 복용, 파마 등 다양하다.

최근 쌍둥이 출생 빈도가 크게 높아지고 있다. 또 삶의 환경 변화도 심하다. 이는 안드로겐형 쌍둥이 탈모 양상에도 변화를 미칠 수 있다. 전통사회에서 쌍둥이가 태어날 확률은 0.3% 정도다. 1000명 중의 3명 꼴이다. 그런데 현대 미국에서는 30쌍 부부 중 1부부 꼴로 쌍둥이를 낳고 있다. 고령 출산, 시험관 수정, 임신 촉진제 사용 등이 많아지는 우리 사회도 비슷한 양상이다.

쌍둥이는 일란성과 이란성이 있다. 여성은 배란기에 보통 1개의 난자를 방출한다. 일란성은 1개의 난자에 1개의 정자가 수정된 경우다. 수정된 접합체가 둘로 세포 분열해 성장한 결과 동일 유전자를 갖고 있다. 성별, 외모, 혈액형 등이 모두 같다. 다만 분리 과정에서의 변이로 인해 100% 같을 수는 없다.

또 태중에서의 작은 돌연변이 가능성, 태반을 통한 영양 공급 차이,

출생 후 접하는 다양한 환경 등의 영향으로 조금씩 차이가 나게 된다. 일란성 쌍둥이가 각자 낳은 자녀의 유전 관계는 친형제와 사촌의 중간 정도에 위치한다. 이복형제와 비슷한 밀접성을 보인다.

그런데 여성의 난자가 2개 이상 방출되는 경우가 있다. 이때 2개 이상의 난자가 서로 다른 정자와 수정된 게 이란성이다. 서로 다른 난자와 정자가 결합한 이란성은 성별이나 외모, 혈액형 등이 다를 수 있다. 유전자가 다르기에 터울을 갖고 태어난 다른 형제자매와 다를 바 없다.

외모가 흡사한 일란성 쌍둥이를 구분하는 방법 중 하나가 두상을 보는 것이다. 두상의 형태는 출생 후 자극 등의 환경에 상당한 영향을 받는다. 따라서 신체 부위 중에서 차이 발생 가능성이 높은 편이다. 쌍둥이의 탈모 양상은 일란성과 이란성에 많은 차이가 있다.

이란성 쌍둥이는 유전자가 다르다. 한 명이 탈모 유전자를 보유했어도 다른 한 명에게는 유전 소인이 없을 수 있다. 또 둘 다 탈모 유전자를 받았어도 환경에 따라 발현 여부는 다르다. 탈모도 여느 형제자매의 관계나 마찬가지다. 일란성 쌍둥이는 한 명에게 탈모 유전자가 있으면 다른 한 명도 똑같이 타고난다. 따라서 한 명이 탈모가 되면 다른 한 명의 탈모 가능성도 높다. 다만 후생적인 환경 영향도 무시 못 할 요인이다.

미스터리인 원형 탈모
10가지 특징

원형 탈모는 알 수 없는 그대다. 유전성인 안드로겐 탈모나 노화 탈모와는 다른 질병 탈모의 일종이다. 원인을 정확히 알 수 없고, 특효약도 없는 상태인데 자연치유율은 대단히 높은 질환이다. 그러나 소아는 예후가 좋은 편이 아니다. 손발톱 변형과 아토피가 같이 나타난 경우, 원형이 아닌 긴 뱀 형태의 탈모도 예후가 나쁘다. 자연치유 되지 않거나 초기 치료에 실패하면 두상의 머리카락 전체가 빠지는 전두 탈모, 온몸의 체모가 탈락하는 전신 탈모로 악화되는 사례도 있다.

치료에는 국소 스테로이드, 미녹시딜 등이 사용된다. 또 면역 요법, 자외선 요법, 부신피질 호르몬제 투여 등도 고려할 수 있다. 명확한 원인이 밝혀지지 않은 원형 탈모의 10가지 특징을 살펴본다.

하나, 정확한 원인을 알 수 없는 미스터리 질환이다.

만성염증성 질환인 원형 탈모의 원인은 다양하게 거론되고 있다. 유전, 호르몬 변화, 두피 자극, 스트레스, 갑상선염, 당뇨, 백반증 등이다.

그러나 정확한 원인은 알지 못한다. 일반적으로 지속적인 스트레스가 병변을 일으키는 것으로 보고 있다. 다수설은 T세포와 Th1 사이토카인 등에 의한 자가면역질환이다.

둘, 동전 모양으로 모발이 탈락한다.

모발은 원형이나 타원형으로 빠진다. 짧은 시간에 집중적으로 빠지고, 두피의 한쪽에서 반대편보다 더 많이 탈락한다. 모발이 빠진 부위가 뒤틀리거나 통증이 발생할 수도 있다. 원형 탈모는 두피는 물론 수염 등 전신의 체모에 발생할 수 있다.

셋, 정상 세포를 공격하는 자가면역질환이다.

정상 상태의 면역세포는 이물질을 공격한다. 그런데 특정 상황에서는 면역세포가 정상조직을 이물질로 오인하고 공격한다. 이것이 자가 면역질환이다. 자가 항원에 대해 병리적 반응, 즉 비정상적인 면역 반응이 일어나 염증이나 세포 손상을 야기하는 질병이다. 원형 탈모를 비롯하여 혈관염, 다발성 경화증 등이 포함된다.

넷, 면역세포T의 이상으로 발병한다.

면역세포T는 바이러스, 박테리아, 기생충, 암세포 등으로부터 신체조직을 보호한다. 모낭세포도 안전하게 지켜서 모발이 잘 자라게 한다.

그런데 면역세포T가 NKG2D 수용체를 만나면 비특이적인 세포독성 작용을 일으킨다. 그 결과 모낭세포를 파괴해 탈모를 일으킨다. 충직한 경호원이 총부리를 적군이 아닌 아군에게 돌린 셈이다.

다섯, 일란성 쌍둥이에게는 동반 질환이다.

원형 탈모는 가족력이 존재한다. 원형 탈모는 1000명 중 1명꼴로 발생한다. 그런데 원형 탈모인의 가족에서는 1000명 중 40명에서 280명으로 발병 숫자가 폭증한다. 가족 간 위험인자의 깊은 고리를 유추할 수 있는 대목이다. 특히 일란성 쌍둥이 사이의 연관성은 50%로 치솟는다.

여섯, 자연치유 질환이다.

사춘기 이후에 발생한 원형 탈모는 대부분 자연 치유된다. 탈모 부위가 작고, 탈모가 한 두 곳이라면 별다른 치료를 하지 않아도 치료된다. 발병 6개월 무렵이면 10명 중에 6명 이상 꼴로 사라진다. 또 2년이 지나면 자연치유 비율은 90% 전후까지 올라간다. 그러나 탈모 부위가 손바닥처럼 크면 악화될 가능성이 있다.

일곱, 어린이는 특별 관리해야 한다.

어린이는 면역체계가 완성되어 가는 과정에 있다. 이 기간에 면역체계 교란이 일면 회복이 늦거나 어렵게 된다. 어른은 스테로이드 주사나 복용 치료를 받을 수 있다. 그러나 저항력이 약한 어린이는 스테로이드 제제 주사나 복용은 바람직하지 않다. 그저 바르는 연고 치료에 머문다. 어린이 원형 탈모 치료가 쉽지 않고, 재발률이 80%선에 이르는 이유다. 따라서 소아의 발병은 만성이 되지 않도록 유전, 환경, 심리 등 다방면을 고려한 종합적인 치료를 할 필요가 있다.

여덟, 탈모 부위에 변형이 올 수 있다.

탈모 치료에는 스테로이드 성분이 주로 쓰인다. 극히 낮지만 강한 성분의 주사제는 두피 함몰 등 변형 가능성을 배제할 수 없다. 함몰 등의 변형은 주사제의 성분, 강도, 환자의 두피 유형 등이 변수가 된다. 원형 탈모 치료자의 10~20%에서 함몰 등의 변형이 보고되고 있다. 시간이 지나면 변형은 대부분 해소된다. 그러나 영구 함몰 시에는 필러 등의 교정술을 받아야 한다.

아홉, 탈모 부위를 자극하면 병변이 더 악화된다.

탈모 부위 환경 개선을 위해 두피 스케일링을 받는 경우가 있다. 이는 득이 아닌 실일 가능성이 높다. 마사지를 하고, 샴푸나 비누 등을 바꾸는 방법은 자칫 불필요한 자극이 될 수 있다. 면역세포T의 활동성을 부정적으로 강화할지, 긍정적으로 유도할지 불분명하다. 따라서 단순한 두피 환경 개선이라도 의사와 상의 후에 해야 한다.

열, 원형 탈모 부위에는 모발이식을 하지 않는다.

모발이식은 머리카락이 사라진 곳에 한다. 그러나 원형 탈모로 잃어버린 모발 자리에는 이식이 의미가 없다. 원형 탈모가 치료되지 않은 상태에서는 면역세포가 이식한 모발도 이물질로 오인한다. 이로 인해 새로운 모낭도 손상돼 탈모가 일어난다. 다만 원형 탈모가 완전히 치료된 후, 특정 상황 발생으로 모발이 훼손된 경우는 모발 이식이 가능하다.

쉐딩 현상,
모발탈락 충격 현장

산모의 고통을 아는가. 아기가 태중에서 빠져나올 때 산모는 뼈가 흐트러지고 다시 배열되는 아픔을 느낀다. 그래서 세상의 힘든 아픔이나 고통을 산고에 빗댄다. 탈모인은 모발재생 희망으로 치료를 한다. 그런데 머리카락이 나기는커녕 있는 모발마저 빠질 수가 있다. 이 경우 탈모인의 정신적 충격은 산고에 못지않다.

탈모 치료 시작 후 오히려 모발이 빠지는 게 쉐딩(shedding) 현상이다. 탈모인들을 당황스럽게 하는 쉐딩 현상은 의학 용어는 아니다. 저절로 떨어지는 의미인 쉐드(shed)에서 연유한 단어다. 쉐딩 현상은 흔히 탈모약 사용 3주 무렵부터 2~3개월까지 나타난다. 가장 빈도가 높은 시기는 치료 후 4~6주 사이다.

머리카락 탈락은 모발 주기와 관계있다. 머리카락의 일생은 성장기, 퇴행기, 휴지기로 나뉜다. 성장기 기간은 약 5년이고, 전체 모발의 90% 가량을 차지한다. 성장이 멈춘 퇴행기는 약 2주일이고, 전체 머리카락의 3% 내외다. 모발이 가늘고 약해진 휴지기는 사실상 생명이 다한 상태다. 3~4개월 두피에 붙어있는 휴지기 모발은 자극을 받으면 힘없이 빠진다. 쉐딩 현상 때 빠지는 게 휴지기 모발로 전체 머리카락의 10% 안팎이다.

탈모 치료약은 도포제인 미녹시딜 뿐만 아니라 경구용인 피나스테리드나 두타스테리드 등이 포함된다. 모든 탈모 치료제가 쉐딩 현상을 일으키는 요인이다. 특정 성분만이 치료 과정에서 모발을 탈락시키는 게 아니다. 모발재생 치료나 모발이식 수술이나 머리카락이 빠지는 것은 비슷하다. 모발이식 수술 때도 주변의 머리카락 탈락을 막기 위해 탈모 치료제를 복용하기 때문이다.

쉐딩 현상 비율은 30% 내외다. 약효 반응이 강하거나 휴지기 모발이 많은 사람은 머리카락 탈락이 눈에 두드러질 수 있다. 반면 상당수 사람은 소리 없이 잔잔하게 모발이 빠져 여느 때와 별다른 차이점을 느끼지 못한다. 탈모 치료제는 두피 환경을 개선하고, 모낭에서 모발의 성장을 가속화 시킨다.

새로운 모발이 솟아날 때 기존의 휴지기 모발이 탈락된다. 두피 조직이 이완되고 모공이 확장되면서 약한 모발이 평소보다 많이 빠진다. 탈모 치료 과정에서는 수명이 다한 모발만이 탈락한다. 탈모 치료제와 함께 줄기세포 항산화제 레이저치료 등을 병행하면 모발 성장이 촉진돼 쉐딩 현상 빈도도 높아질 개연성이 있다.

그러나 사람마다, 같은 환자라도 머리카락마다 모발의 수명과 성장

속도가 다르다. 그 결과 쉐딩 현상이 일어나는 사람이 있고, 그렇지 않은 경우도 있다. 탈모 치료 초창기의 모발탈락은 부작용이 아닌 자연스런 과정이다. 쉐딩 현상은 오히려 약리작용이 제대로 진행되고 있는 긍정적인 반증으로 이해된다. 실제로 쉐딩 현상을 보인 환자는 치료 효과도 빠르게 나타나는 편이다.

　머리카락이 빠지는 기간은 대부분 1개월 이내다. 탈모 치료를 계속하면 자연스럽게 새로운 모발이 올라온다. 쉐딩 현상이 3개월까지도 발생하는 점을 고려하면 탈모약 사용은 최소 3개월 이상이어야 한다. 모발 성장 기간을 감안하면 현실적으로는 4개월 무렵부터 신생모가 두피를 뚫고 올라오는 것을 볼 수 있다.

　치료 효과를 가시적으로 느끼는 시기다. 그렇다면 쉐딩이 일어나지 않는 치료제가 없을까. 이는 우문에 불과하다. 새로운 모발이 자라기 위해서는 기존의 가늘고 힘없는 머리카락이 빠져야 하기 때문이다. 새로운 머리카락은 기존의 생명을 다한 머리카락이 탈락한 자리에 다시 난다. 죽어야 사는 게 바로 모발이다. 쉐딩 현상은 모발이 살아나고 있다는 직접 증거다.

4

탈모치료 약물과 발모의 신

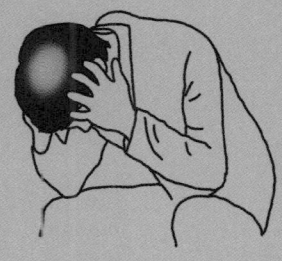

탈모 치료 약물의 세계

탈모 치료제는 머리카락 생성과 성장 촉진 약물이다. 모발에 영양분을 공급하고, 두피의 혈관을 활성화하는 작용을 한다. 또 모발탈락 원인을 억제한다. 이를 통해 모발에 활력을 불어넣고, 결과적으로 머리카락을 잘 자라게 한다. 머리카락 생성 유도 물질이 발모제이고, 모발 성장 촉진 약물이 양모제다. 다만 모발이 재생된 후 약물 사용을 중단하면 탈모가 재발할 수도 있다.

탈모 치료제는 모발탈락 원인에 따라 각기 다른 약물을 사용한다. 대표적인 탈모 유형은 유전에 의한 안드로겐 남성형 탈모와 자가면역 질환인 원형탈모가 있다. 이밖에 내분비 장애, 염증성 질환, 갑상선 질환, 스트레스, 발모벽, 영양 결핍 등 다양하다.

유전형 안드로겐 탈모에는 남성 호르몬 억제제, 두피 혈관확장제가 주로 쓰인다. 유전 탈모를 일으키는 남성호르몬 DHT 억제제에는 5알파-환원효소와 안드로겐 수용체를 제어하는 약물이 있다. 5알파-환원효소 억제 물질에는 피나스테리드(Finasteride)와 두타스테리드

(Dutasteride)가 있다. 안드로겐 수용체 억제 물질에는 길항제가 있다. 원형탈모에는 스테로이드 제제가 처방된다. 모발에 영양을 주는 양모제에는 비타민, 글루타치온, 아미노산 등이 있다.

피나스테리드(Finasteride)

5알파-환원효소 2형 차단에 효과적인 성분의 경구용 약물이다. 대개 하루에 한 번 1mg을 식사와 관계없이 복용한다. 3개월 이상 복용하면 모발이 증가하는 효과가 나타난다. 모발 재생 치료 후에도 지속해서 복용하는 게 좋다. 그렇지 않으면 1년쯤 지나면 효과가 거의 사라지게 된다. 약 복용 시 일시적으로 발진, 가려움증, 두피 자극 등이 나타날 수 있다. 그러나 부작용은 극히 미미하다. 우리나라 식품의약처와 FDA(미국 식품의약품국)로부터 효과와 안정성을 입증받았다.

두타스테리드(Dutasteride)

5알파-환원효소는 제1형과 제2형이 있다. 제1형은 피부 전반에 나타나고, 제2형은 모낭의 모유두 주위와 외측모근츠에 많이 분포한다. 두타스테리드 성분은 제1형과 제2형 모두에 강력한 억제 효과가 있다. 하루에 한 번 0.5mg 복용 시 DHT 90% 정도의 감소 효과를 기대할 수 있다. 식사와 관계없이 복용하는 경구용이다. 당초 전립선 치료제로 개발됐다. FDA는 전립선 비대증(BPH) 치료제로 승인했으나 탈모 치료제로 승인은 하지 않았다.

미녹시딜(Minoxidil)

FDA에서 승인한 탈모치료 성분이다. 먹는 약은 혈압 치료제로 사용되고, 도포하는 외용제가 안드로겐성 탈모증 치료에 사용된다. 젊은 사람, 탈모 기간이 짧은 경우, 정수리 탈모에 효과적이다. 두피 혈관확장제로 혈액순환과 산소 및 영양공급을 촉진한다. 모근 세포 자극해 모발 성장이 활성화되도록 한다. 주로 모발이 약해질 때 사용한다. 모낭의 휴지기를 줄여주고, 탈모에 관여하는 DHT 차단에 일부 효과가 있다. 그렇기에 피나스테리드나 두타스테리드 성분의 제약보다는 약효가 떨어진다. 따라서 단독 사용보다는 피나스테리드나 두타스테리드 성분의 제약과 함께 병용하는 게 일반적이다. 두 약물 사용 시 시너지 효과가 나타난다.

길항제

특정 약물이 다른 약물과 병용 시 나타나는 효과는 차이가 크다. 작용제(agonist)는 수용체에 결합하여 전부 또는 일부를 증가시키는 효과를 일으킨다. 반면 길항제(antagonist)는 수용체에 결합하되, 그 작용의 일부 또는 전부의 효과를 감소시킨다. 길항제는 결합구조를 바꾸는 등의 방식으로 수용체가 원래의 물질과 맺어지는 것을 막는다. 탈모를 일으키는 DHT는 안드로겐 수용체를 만나서 모유두 세포로 진입한다. 이때 안드로겐 수용체와 결합하여 DHT의 결합을 막는 역할을 하는 게 길항제다. 대표적인 항안드로겐 길항제에는 스피로노락톤(Spironolactone), 시메티딘(cimetidine), 플루타마이드(Flutamide), 시프로테론 아세테이트(cyproterone acetate)가 있다.

스피로노락톤(Spironolactone)

스피로노락톤은 이뇨제로 고혈압이나 부종 치료에 사용된다. 안드로겐 수용체는 자신에게 맞는 신호전달물질인 DHT와 자연스럽게 결합한다. 그런데 DHT와 구조가 유사한 스피로노락톤과도 결합한다. 따라서 스피로락톤이 먼저 안드로겐 수용체와 결합하면 DHT의 설 자리가 없게 된다. DHT의 모모세포 진입이 제한돼 모발탈락이 줄게 된다. 스피로노락톤은 여성의 안드로겐 탈모 치료에 종종 활용된다. 여성의 난소에서도 일부 테스토스테론이 분비된다.

스테로이드

스테로이드는 강력한 항염증과 면역억제 효과가 있다. 탈모 주변의 모낭 염증을 막는 스테로이드제는 자가면역 질환인 원형탈모에서 모낭 파괴 방지 효과를 기대할 수 있다. 인체 저항력이 떨어지면 바이러스나 세균에 취약해진다. 이때 신체 보호를 위해 활성화된 면역세포인 T세포가 모낭과 모발을 외부 자극으로 오인해 공격할 수 있다. 이것이 원형탈모의 한 원인이다. 초기 원형탈모는 스테로이드제를 두피에 도포하거나 4~6주 간격으로 주사하면 효과적이다. 경구 투여법도 있다.

약용효모

약용효모는 모발 회복에 도움 되는 탈모 보조 치료제다. 약용효모와 함께 모발 구성 성분인 L-시스틴(L-cystine), 케라틴(keratin), 티아민 질산염(thiamine nitrate), 판토텐산칼슘(calcium pantothenate) 등이 포함된 제품들이 있다. 이 제품들은 영양분이 혈액을 통해 모근조직 세포에 공급돼 모발이 굵어지고 손상 머리카락 개선에 도움이 된다.

피나스테리드와 프로페시아

DHT 억제에 효과적인 게 피나스테리드(Finasteride)다. 유전형 탈모는 남성 호르몬 테스토스테론이 5알파-환원효소(5alpha-reductase)를 만나 DHT(dihydrotestosterone)로 전환되면서 발생한다. DHT는 모유두의 모세혈관을 통해 모낭에 들어가 안드로겐 수용체를 결합해 탈모를 일으킨다. 피나스테리드는 5알파-환원효소를 방해해 DHT 생성을 억제한다.

안드로겐 탈모는 이마와 전두부의 양 측면의 모발이 빠지는 M자 탈모인 제1형과 정수리에서부터 탈모 범위가 확장되는 제2형이 있다. 피나스테리드는 정수리부터 모발탈락이 확산되는 제2형에 효과적이다.

피나스테리드는 처음에 전립선 비대증 치료용으로 연구됐다. 미국의 머크사(MERCK)는 1992년에 5mg 피나스테리드 제제를 50세 이후의 남성 전립선 비대증 치료제로 승인받았다. 상품명은 프로스카였다. 그런데 약 복용 시 모발이 짙어지는 부작용이 나타났고, 1997년에 FDA로부터 탈모 치료제로도 승인받았다. 최초로 경구 투여하는 탈모 치료제로 허가된 제품이 프로페시아다. 피나스테리드는 성분 이름이고, 프로페시아(Propecia)와 프로스카(Proscar)는 대표적인 상품명이다.

안드로겐 탈모 치료 적정 용량은 1일 1mg이다. 전립선 비대증은 탈모치료 보다 5배 정도의 고용량을 복용한다. 프로페시아는 10년 이상의 장기 임상연구를 보유하고 있다. 이 같은 축적된 임상자료는 안드로겐 탈모 치료제 중 유일하다. 2019년에는 한국인을 대상으로 한 연구에서, M자형 탈모와 정수리 부근의 O자형 탈모 등에서 임상적 개선이 있었음을 보고했다.

복약 기준은 매일 1mg을 1정씩 먹는 것이다. 복용 후 서서히 탈모 감소가 진행된다. 그러나 눈으로 보이는 가시적인 효과는 3개월 정도 지나야 한다. 모발이 새로 움터서 자라는 시간이 필요하기 때문이다. 모발 밀도는 복용 1년 후쯤에 최고로 올라간다.

약에 대한 내성은 없으나 각종 조사 연구에서는 3% 이내에서 정력 약화 등의 부작용이 보고되고 있다. 피나스테리드 제품 설명서에는 1mg 1년 복용 시 성욕 감퇴 1.8%, 발기부전 1.3%, 사정액 감소 1.2% 등이 게시돼 있다. 그러나 환자들이 느끼는 정력 약화 체감도는 이보다 훨씬 높은 편이다.

피나스테리드 복용 대상자는 안드로겐형 탈모인이다. 질환성 탈모나 영양 결핍성 탈모에는 해당되지 않는다. 많은 피지로 인한 탈모도 다른 약물이 더 효과적일 수 있다. 프로페시아를 6개월 이상 복용했는데 탈모 증상이 개선되지 않으면 다른 약물 사용을 적극 고려해야 하는 게 좋다. 탈모 치료제 성분마다 탈모 적용 부위가 차이가 날 수 있기 때문이다.

피나스테리드는 남성호르몬 테스토르테론과 연관 있다. 따라서 남성은 2차 성징이 완전히 발현되고, 신체 성장이 마무리된 뒤 복용해야 한다. 연령상으로 18세까지는 성장이 계속될 개연성이 높다. 가임기 여성이 복용이나 흡수할 경우에는 불임이나 기형아 출생 위험이 있다. 또 약 복용 기간과 복용 후 1개월간은 헌혈이 금지된다.

많은 약물처럼 피나스테리드도 간에서 대사된다. 간염 등의 연관 질환자는 의사와의 상담 후 신중하게 복용해야 한다. 약물을 복용하면 성분이 전신을 순환한다. 따라서 탈모 부위에만 도포를 하면 간에 부담이 없고, 다른 부작용 가능성도 줄어든다. 이에 최근에는 바르는 피나스테리드 성분의 제품도 출시된 상태다. 다만 비용면에서 경구용보다 부담이 크고, 효율적인 도포의 어려움, 도포 시 주위 사람에게 악영향 우려로 사용이 활발하지는 않다.

피나스테리드는 제품은 다양하다. 오리지널인 프로페시아의 특허 기간이 끝남에 따라 우리나라를 비롯한 여러 나라에서 카피약을 생산하고 있다. 오리지널이나 카피 제품이나 성분이 같기에 효과도 다르지 않다.

두타스테리드와 아보다트

두타스테리드(dutasteride)는 유전형 안드로겐 탈모 치료성분이다. 아보다트(Avodart)는 두타스테리드 성분의 대표적인 제품명이다. 피나스테리드와 함께 안드로겐 탈모 치료의 핵심인 두타스테리드의 처음 용도는 전립샘 비대증 치료였다.

FDA(미국 식품의약국)로부터 전립선 비대증 치료제로 승인받은 것이다. 두타스테리드는 2001년부터 아보다트라는 제품명으로 시판되었다. 그러나 부작용으로 모발이 나는 것이 확인돼 2009년 한국, 2015년에 일본에서 각각 탈모 치료제로 승인되었다.

두타스테리드 성분의 오리지널 탈모 치료제가 아보타드다. 두타스테리드 0.5mg을 함유한 연질캡슐의 아보다트는 50세 이하 안드로겐 남성 탈모인에게 복용이 권장된다. 일반적으로 1일 1회 1캡슐(두타스테리드 0.5mg) 복용을 하면 M자형과 O자형 등 안드로겐 탈모 개선에 도움이 된다.

탈모 유발 호르몬인 DHT는 남성호르몬 테스토스테론이 5알파-환원효소를 만나 생성된다. 두타스테리드는 피나스테리드와 마찬가지로 5알파-환원효소를 억제하여 DHT 농도를 감소시킨다. DHT는 제1형과 제2형이 있다. 제1형은 피지선에 많이 분포해 있고, 표피나 땀샘 등의 피부 전반에 걸쳐 있다. 제2형은 모낭의 모유두 주위와 외측모근초, 정관, 전립선 등에 존재한다.

피나스테리드는 DHT 제2형을 차단한다. 두타스테리드는 DHT 제1형과 제2형을 동시에 막는다. 이에 하나의 효소만을 억제하는 피나스테리드에 비해 두 효소를 모두 제어하는 두타스테리드가 더 유용한 탈모개선제로 인식하는 경향도 있다.

캐나다 메디프로브연구소팀은 2022년 국제학술지인 미국의사협회지(JAMA) 피부과에 두타스테리드가 피나스테리드나 미녹시딜에 비해 효과가 좋다는 연구 결과를 발표했다. 연구팀은 세 성분으로 각각 구성된 제품을 각각 단독 사용한 후의 결과 23건을 비교했다. 사용 기간은 24주와 48주였다.

그 결과 두타스테리드 성분인 아보다트 알약을 하루에 0.5mg씩 6개월 복용 시 모발이 가장 많이 난 것으로 나타났다. 다음 순서는 피나스테리드 성분의 프로페시아 알약을 매일 5mg 복용시와 미녹시딜 성분의 로게인 알약을 5mg 경구 투여 때였다. 역시 사용 기간은 6개월이었다.

그러나 두타스테리드가 다른 성분에 비해 더 효능이 뛰어나다고 할 수는 없다. 모발 개선 효과는 복용 기간과 용량 등에서 차이가 난다. 조건 설정에 따라 실험 결과는 차이가 날 수가 있다. 또 DHT에 의한 양상 차이도 변수다. 탈모는 피지선 영향은 낮고, 모유부 주변 환경에 크게 좌우된다. 그런데 5알파-환원효소 제1형은 모낭의 상피세포에서 작용한다. 반면 제2형은 모낭의 진피유두에서만 활성화 된다. 탈모는 5알파-환원효소 제2형에 더 크게 영향 받는 셈이다.

이런 의미에서는 제2형에만 집중적으로 작용하는 피나스테리드가 더 효율적이라는 가설도 가능하다. 또 제1형과 제2형의 넓은 범위에 작용하면 부작용이 더 클 수도 있다. 긴 반감기 또한 부작용을 높일 수 있기 때문이다.

피나스테리드의 반감기는 6~8시간이다. 반면 두타스테리드는 약 240시간이다. 이는 긍정 영향은 물론 부정 영향도 오래 지속됨을 의미한다. 미국 웨일의대의 앤서니 로시 피부과 교수가 "두타스테리드가 다른 치료제보다 효과가 좋을 수 있으나 부작용도 많을 수 있다"고 말한 배경이다. 두타스테리드 부작용은 미미하지만 성욕감소, 발기부전, 유방 통증, 기립성 저혈압 등이 나타나기도 한다.

두타스테리드와 피나스테리드는 DHT를 억제해 안드로겐 탈모를 개선하는 비슷한 메커니즘이다. 두 성분의 치료제는 어느 게 뛰어나다고 말하는 것은 무리다. 탈모인과 각 제약의 특성에 맞게 복용하는 게 바람직하다.

두타스테리드는 피지가 많은 탈모인이나 폐경기 여성 탈모 치료에 효율적일 수 있다. 반감기가 긴 만큼 상황에 따라 매일이 아닌 간격을 두고 복용할 수도 있다. 피나스테리드 약물을 6개월 이상 복용했음에도 유전 탈모가 개선되지 않는 경우나 정력 감소 등의 부작용 발생 시 대체제가 될 수 있다.

전문의약품인 두타스테리드와 피나스테리드 성분의 제약은 탈모 원인, 탈모 유형, 나이, 피지 분비 등에 따라 효과 차이가 날 수 있다. 따라서 부작용 등 다양한 변수를 고려하여 선택해야 한다.

미녹시딜과 로게인

미녹시딜(Minoxidil)은 바르는 발모제 성분이다. 미녹시딜은 1950년대 궤양 치료제로 개발되었다. 연구 과정에서 혈관 확장이 확인됐고, 1979년에 고혈압 치료제로 세상에 다시 내놨다. 그런데 부작용으로 일부에서 다모증이 생겼다. 이에 모발이 풍성해지는 원리를 적극적으로 찾아서 도포용 탈모 치료제로도 출시했다. 그 상품명이 로게인(Rogaine)이다.

미녹시딜은 FDA가 피나스테리드와 함께 탈모 치료제로 승인한 두 가지 약품 성분 중 하나다. 1980년대에 모발 재생 효과가 확인된 미녹시딜 성분은 1988년 남성용 로게인 2%가, 1991년에는 여성용 로게인 2%가 FDA에 의해 탈모 치료제로 승인되었다. 그러나 피나스테리드나 두타스테리드 제품과 달리 의사의 처방전 없이 약국에서 구입할 수 있다.

미녹시딜 성분의 탈모 치료 원리는 두피의 혈행 개선이다. 미녹시딜은 두피 말초혈관을 확장시키고, 피부 혈류량을 증가시킨다. 또 섬유세포의 DNA 합성에 관여하고, 모낭세포의 칼슘 농도를 낮춘다. 혈관 성장인자와 수용체 발현도 강화 시킨다. 그 결과 모낭 축소 방지, 모낭 주위 혈류 증가, 휴지기 모낭 자극, 모근 세포 활성화, 모발 성장기 연장, 연모의 성모 전환 촉진 효과가 나타난다. 영양분과 산소 공급이 원활해지고, 가늘고 약한 모발이 굵고 건강한 머리카락으로 자라게 된다.

또 일부 발모 효과도 기대할 수 있다. 이에 비해 피나스테리드와 두타스테리드는 탈모에 직접 관여하는 DHT를 차단해 모발탈락을 막는다.

미녹시딜 성분 제품 사용 후 모발 재생은 8주에서 16주부터 나타난다. 따라서 탈모 개선을 위해서는 16주 이상 지속적으로 발라야 한다. 효과 차이는 모발 손상 정도와 개인적 특성 차이로 풀이된다.

일반적으로 도포 4개월이 가까워지면서 솟아나는 모발은 가늘고 부드럽다. 색상도 옅지만 시간이 지나면서 굵고 건강한 머리카락으로 성장한다. 약물 도포를 중지하면 새로 난 모발은 서서히 소멸된다.

한편 4개월 이상 미녹시딜을 도포했음에도 불구하고 모발 개선 기미가 없으면 약물 사용을 중지해야 한다. 미녹시딜 성분으로 치료되지 않는 다른 원인에 의해 탈모 가능성 때문이다. 미녹시딜은 유전적 요인의 탈모에 효능이 있다.

미녹시딜 효과는 남녀 차이, 개인차가 큰 편이다. 미녹시딜은 모낭에서 황산미녹시딜로 전환돼 모발 성장을 촉진시킨다. 황산미녹시딜로 변환시키는 매개체가 황산전달효소다. 이 효소는 사람마다, 두피의 부위마다 차이가 나는데 정수리 부분에 많이 분포돼 있다. DHT의 영향이 강한 전두부는 효소가 미약하다. 따라서 미녹시딜 도포시 정수리 부분의 효과가 뛰어나게 된다. 이는 전두부 탈모 없이 정수리 부근 모발이 약해지는 여성에게 효과적임을 의미한다.

여성은 실제로 적은 용량 도포로도 효과를 볼 수 있다. 남성은 5% 외용액이, 여성은 2% 외용액이 사용 기준이 된다. 남성은 하루 두 번, 여성은 하루 한 번 사용하는 게 일반적이다. 도포는 탈모 부위만 부분적으로 한다. 효과는 두상의 앞부분보다는 정수리 부위에 잘 나타난다. 부작용도 여드름이나 다모증 외에는 별다른 게 없다. 다만 흔치 않게 피부염이 나타날 수 있다. 이는 미녹시딜을 녹이는 용매제 프로필렌글리콜 때문이다. 피부염이 생기면 다른 용매제를 활용한 제품으로 바꾸면 된다. 또 약물 도포를 중지하면 불편함도 사라진다.

탈모치료 효과를 높이기 위해서는 피나스테리드나 두타스테리드 제품과 병용하는 게 좋다. 약물 기전이 서로 다르기에 보완 효과를 기대할 수 있다. 실제로 두 가지 약물로 동시에 치료하면 한 가지 약물 단독 사용 때보다 시너지 효과가 나타난다.

탈모 치료제와
정력 감퇴의 진실

 탈모 치료약물과 정력 감소 소문의 진실은 무엇일까. 유전자에 의한 안드로겐 탈모 치료제는 피나스테리드와 두타스테리드 성분의 제조 약물이다. 두 성분의 약물은 세계적으로 각각 수십에서 수백 종이 출시돼 있다. 대표적인 상품명은 프로페시아와 아보다트다. 제조사와 상품명은 다르지만 탈모 억제 효과와 성기능 약화 부작용 우려는 같다.

 두 성분의 약물을 복용하면 탈모 치료 효과가 대우 높다. 반면 꽤 많은 사람이 정력 감퇴를 걱정하고 있다. 이에 대해 제약회사들과 많은 의사는 탈모 치료 약물과 정력 감퇴 연관성에 대해 선을 긋는다. 이것이 탈모 치료 현장에서 일어나는 이론과 현실의 차이다.

 이론은 사물의 이치 등을 설명하기 위하여 논리적으로 일반화한 명제의 체계다. 이론은 일정 조건을 설정하여 어떤 현상이 일어나는가를 알아보는 실험이 전제돼 있다. 의약품은 치료에 활용되기 위해서는 임상시험에서 효과가 입증되고, 부작용의 우려도 수용범위여야 한다.

 제약회사들이 연구기관에 의뢰한 임상시험들어 의하면 두 성분 제약의 정력 감소 부작용은 2% 미만이다. 일부 임상에서 3%대의 정력 감소 부작용이 보고되지만 전반적으로 3%를 넘지 않는다. 이는 100명 중 3명에게 정력 감퇴 부작용 우려가 있음을 의미한다.

그런데 탈모 약을 복용하는 사람 중에는 100명에서 30명꼴로 정력 감퇴를 걱정하고 있다. 무려 체감도가 10배 정도 차이가 난다. 의사들이 탈모치료 상담 때 환자로부터 많이 듣는 질문 중 하나가 약 복용 시의 정력 감소 여부다. 필자의 경험으로는 100명 중에 20명 이상 비율로 궁금해 한다. 하지만 의사들과 제약사들이 탈모 치료제와 성기능 감소 연관성에 크게 연연하지 않는다. 그 이유는 크게 세 가지다.

첫째, 위약(僞藥) 효과다. 위약(僞藥)은 약리 효과가 전혀 없는 가짜 약이다. 피나스테리드와 두타스테리드 성분의 실제 제약을 복용한 실험군의 성기능 부작용 비율은 평균적으로 3% 미만이다. 그런데 가짜약인 위약을 복용한 실험 군에서도 2% 내외가 성기능 관련 이상 반응을 경험하고 있다. 이는 탈모 치료약물과 성기능 저하의 연관성에 의문을 갖게 하는 대목이다.

둘째, 탈모가 아닌 다른 부위 치료시의 효과다. 탈모 치료제약과 같은 성분으로 제조된 약물이 다른 질환 치료에도 처방된다. 하지만 그 제약들을 복용한 사람들에서는 성기능 이상에 대한 별다른 보고가 없다. 성분이 같으면 부작용이 같거나, 같은 문제 발생 가능성이 높아야 한다. 이 점에서도 탈모 치료제와 성기능 저하 연관성은 설득력이 낮다.

<u>셋째,</u> 성호르몬 효과다. 남성의 정력에 관계된 호르몬은 테스토스테론이다. 탈모는 DHT에 의해 발생된다. 탈모치료제는 DHT 생성을 억제한다. DHT는 혈중의 테스토스테론이 모낭에서 5알파-환원효소(5α-reductase)를 만나 전환된 안드로겐(Androgen)이다. 성기능과 직접적인 관련이 없는 호르몬이다.

탈모치료제의 표적은 5알파-환원효소다. 이를 억제시키면 DHT 전환이 이뤄지지 않는다. 테스토스테론의 약 5%가 DHT로 전환된다. 따라서 이론적으로는 5알파-환원효소를 제어하면 약 5%의 테스토스테론이 보존되는 것이다. 정력과 연관된 남성형호르몬 감소가 아닌 증가 요인이 된다. 이 점도 탈모 치료제와 정력 감소 연관성을 떨어뜨리는 요인이다.

이상과 같이 피나스테리드와 두타스테리드 성분의 탈모치료약과 성기능 장애 사이의 직접적인 연관성을 점치기는 어렵다. 그러나 부작용 비율이 제약사나 연구기관의 3% 이하와 탈모인들이 느끼는 20~30% 사이에는 괴리감이 너무 크다. 다양한 변수를 고려해도 '탈모치료약과 성기능은 무관하다', '탈모치료약은 정력을 감퇴시킨다'라는 일반화는 아직 성급할 수 있다. 인체의 신비는 밝혀지지 않은 게 너무 많기 때문이다. 그럼에도 불구하고 탈모치료제 복용을 주저할 필요는 없다. 부작용이 3% 미만이고, 만약 그 심각성이 심하면 복용을 중단하면 바로 성기능이 회복되기 때문이다.

탈모 치료제와
정력 약화 대책

질환은 원인이 있다. 원인을 알면 대부분 치료가 가능하다. 탈모도 그렇다. 모발탈락 메커니즘은 밝혀졌다. 이에 대한 치료제로 피나스테리드 성분과 두타스테리드 성분 제약이 개발됐다. 드 성분의 제약은 임상시험에서 효과가 뛰어나고, 유의미한 부작용이 없음도 확인됐다. 그런데 약물 복용자 일부는 정력 약화를 느끼고 불안해한다. 이론적으로는 100명 중에 2~3명 꼴 이어야 하는데 현실은 그 이상이다. 이론은 이론, 현실은 현실이다. 당연한 것이 당연한 게 아닐 수도 있다. 이것이 인간 사회다.

  의사는 병을 고치는 직업인이다. 옳고 그름을 지는 판관이 아니다. 오롯이 아픔을 치유하는 사람이다. 임상시험에서 탈모 치료제의 부작용 비율은 2% 미만이다. 하지만 탈모약 복용자 중 20~30% 가깝게 성기능 약화를 걱정한다. 의사는 임상시험을 절대적으로 믿는 게 당연하다. 이와 동시에 당연함을 당연하게만 여기지는 않아야 한다. 현실에서 불안해하는 20~30%도 보듬으면서 치료해야 한다.

이런 면에서 의술은 자연과학이면서도 인문과학이다. 탈모 치료는 해부학적, 생리학적 방법은 물론이고 심리학적, 사회학적 접근 등 인간 행위 전반 영역으로 풀 때 효과가 극대화된다. 탈모 치료 의사는 임상시험의 '당연함' 못지않게 환자들의 '불안감'을 받아들이는 자세가 필요하다. 이를 바탕으로 충분한 설명을 해 환자와 공감대를 형성하는 게 바른 치료법이다.

알면 이해하고, 이해하면 두려움 없이 실천할 수 있다. 필자는 다음과 같은 설명으로 탈모 치료제에 대한 이해도를 높인다.

하나, 나이에 따른 정력 약화다. 탈모 치료를 받는 사람은 40대, 50대 중년이 주류다. 이 시기는 남성호르몬 테스토스테론 분비량이 많지 않다. 20대의 절반 수준에 불과하다. 성적 욕구와 발기 능력은 고환에서 생성되는 테스토스테론 수치에 크게 좌우된다. 테스토스테론은 성장기를 지나면 해마다 1% 정도씩 떨어진다. 이는 중노년으로 갈수록 정력이 감퇴함을 의미한다. 탈모약 복용에 대한 불안감은 상당 부분 치료 나이와 정력 감퇴 시기가 맞물린 결과다.

둘, 탈모 치료제 복용 기간이다. 안드로겐 탈모는 유전자로 인해 발현된다. 모발탈락 치료 후에도 꾸준히 약을 복용해야 한다. 모발 숲이 무성해진 뒤, 약 복용을 중단하면 1년 후쯤에는 원래 상태로 되돌아간다.

모발이식을 한 경우도 탈모 치료제를 계속 복용해야 한다. 이식한 부위는 모발탈락이 없지만 이식하지 않은 주변부는 유전자의 영향을 받기 때문이다. 따라서 탈모 치료제 복용은 무기한이다. 중노년으로 갈수록 정력은 약화된다. 결국 탈모 치료제 복용 기간과 정력 약화는 비례하는 게 현실이다.

<u>셋</u>, 뇌의 역할이다. 뇌의 상황 인식에 따라 치료 효과는 크게 달라진다. 약효 성분이 없는 약도 믿고 복용하면 효과가 나타난다. 이것이 위약 효과(placebo effect)다. 반대로 약효가 뚜렷한 성분의 제약을 복용했음에도 믿음이 없으면 치료되지 않는 노시보(nocebo) 효과도 있다. 환자들 사이에 탈모 치료약 효과는 거의 확신적이다. 플라시보 효과 요인이다. 반면 성기능 약화 우려도 상당히 퍼져 있다. 이는 노시보 효과로 이어진다.

이 같은 이유로 탈모 치료를 받는 사람 일부는 불안에서 벗어나지 못한다. 불확실을 먹고 자라는 불안 심리는 전파도 순식간이다. 불안하면 자연스러움도 특정 현상에 연결하는 게 인간 심리다. 한 집단에 성기능 약화 가능성을 시사한 뒤 탈모 치료제를 복용시켰다. 다른 집단에는 아무런 정보 없이 복용시켰다. 그 결과 성기능 약화 가능성을 들은 집단의 정력 약화 호소 비율이 그렇지 않은 집단에 비해 3배나 높았다.

불확실한 불안이 불안을 낳은 결과다. 제약 자체가 아닌 심리적 이유로 부작용이 나타났음을 알 수 있다. 이 같은 부담이 계속되면 약을 바꾸는 방법도 있다. 그러나 현재까지 5알파-환원효소 제어와 DHT 생성 억제 효과는 피나스테리드와 두타스테리드 성분 제약이 가장 효과적이다. 탈모 치료에서 이 제품들이 주로 쓰이고, 다른 성분의 제약들은 보조 치료제로 활용되는 이유다.

하지만 부담스러워 하는 사람이 있는 것은 분명한 현실이다. 이때 불안감을 줄이면서 치료하는 방법은 몇 가지 있다. 하나는 투약 용량을 줄이는 것이다. 용량의 1/2을 복용하면 대략 효과는 70~80%선이다. 미녹시딜을 1/2 용량인 5mg 이하 섭취 시의 치료 효과를 밝힌 논문도 발표된 바 있다. 성기능 이상 반응 비율도 현저히 낮아진다.

또 하나는 피나스테리드 성분 중 도포약을 사용하는 것이다. 최근에는 '뿌리는 프로페시아'로 통하는 제품이 시판되고 있다. 1ml에 2.275mg의 피나스테리드 성분이 포함돼 있다. 치료 효과는 먹는 약과 비슷하고, 복용하지 않기 때문에 정력 감소 부담도 적다.

또한 혈관 청소기능이 있는 발기부전치료제 타다라필 복용도 고려할 만하다. 중노년이 되면 전립선이 커지고, 배뇨 이상이 올 수 있다. 이 경우 발기력이 떨어진다. 50대, 60대 중노년이 이 약물을 복용하면 전립선 혈행이 좋아질 수 있다.

또 규칙적인 운동은 체력과 정력 강화에 도움이 된다. 관심이 운동으로 돌려지면 정력 약화에 대한 스트레스 등의 부정적인 감정도 완화될 수 있다. 영양소가 고르게 함유된 균형 잡힌 식단의 식사를 제시간에 하고, 충분한 수면을 취하고, 음주나 흡연을 삼가는 것도 정력 강화에 도움 된다.

대머리 평판과
정력의 상관관계

탈모인은 정열적이고, 사회적 지위가 높을까. 서양에서는 대머리에 대한 선호도가 긍정적이다. 미국 펜실베니아대학에서 2012년에 재미있는 실험을 했다. 59명의 참가자들에게 모발이 무성한 남성 사진과 대머리 남성 사진을 보여주었다. 그 결과 대부분의 참가자는 대머리 남성의 사회적 지위가 높을 것으로 여겼고, 호감을 보였다.

독일에서도 비슷한 실험 결과가 보고됐다. 자를란트대학의 로날드 한스 교수는 약 2만 명의 조사를 통해 '탈모 남성은 지혜롭고 똑똑하게 인식된다'는 사회 평판을 밝혀냈다. 대머리는 한국 사회에서는 다른 매력으로 이미지가 형성됐다. 정력이 강할 것이라는 추측이다. 그렇다면 대머리 남성은 정력이 강할까. 결론은 정력과는 무관하다. 그러나 남성 활동력이 강할 개연성은 있다.

탈모는 남성 호르몬이 원인이다. 남성 호르몬이 많이 분비되면 활동력이 왕성하게 된다. 고로 정력도 강할 것으로 생각할 수 있다. 그런데 탈모는 남성호르몬 자체가 아닌 대사물로 인해 일어난다. 탈모와 연관된 남성호르몬이 테스토스테론(testosterone)이다.

고환에서 95%, 부신에서 5% 정도 생성되는 테스토스테론은 남성을 남성답게 하는 호르몬이다. 뼈의 강도 증가, 골격 발달, 근육량 증가, 체지방량 감소와 연관이 깊다. 특히 공격적이고 적극적인 활동력 및 성 능력과도 밀접하다. 남성적 특징을 잘 발달시키기에 남성 호르몬으로 부른다.

테스토스테론은 안드로겐형 탈모가 되기 위한 조건 중의 하나다. 혈중의 테스토스테론이 두피의 모낭에 도달하여 5알파-환원효소와 결합하면 디하이드로테스토스테론(DHT)이 생성된다. DHT는 모유두 세포의 안드로겐 수용체와 만나 BMP, TGF-β1, DKK-1 같은 모근 파괴물질을 분비시킨다. 이로써 모낭이 위축돼 생장이 억제된 모발은 가늘어지는 연모화 속에 탈락하게 된다.

탈모는 테스토스테론 분비, 탈모 유전자 보유, 5알파-환원효소, 안드로겐 수용체의 모든 작용이 맞아 떨어져야 발생된다. 따라서 테스토스테론은 탈모의 필요조건 중 하나다. 정력과 연관된 남성호르몬 테스토스테론의 5% 남짓이 DHT로 전환된다. 소량의 남성호르몬 테스토스테론으로도 탈모는 발생할 수 있다. 이는 탈모인과 정력과의 관계가 사실상 무관함을 의미한다.

또 하나, 탈모 유전자를 보유하지 않은 남성이다. 이 경우 테스토스테론 분비량의 과다 여부는 모발 생장에 별 관계가 없다. 분비량이 많은 경우는 성적인 능력을 포함한 활동력이 왕성하다. 즉 탈모 유전자 보유 여부에 따라 남성호르몬의 두피 작용 결과는 크게 다른 것이다.

그런데도 남성호르몬은 탈모의 필수조건이다. 분비된 테스토스테론의 5% 정도가 DHT로 전환된다. 소량이기에 무시할 수도 있지만 인체는 오묘하다. 탈모 유전자 보유자 중에 남성호르몬 분비가 많은 경우는 대머리 확률이 당연히 높아진다. 미국 마이애미 의대의 줄리오 박사는 운동선수 연구를 통해 '테스토스테론 호르몬 수치가 높을수록 활기차고 대담하다. 성적 매력과 경쟁 상황과 밀접하게 연관돼 있다'고 보고했다.

운동선수는 경기 직전 각성 수준이 최고일 때 남성호르몬 수치도 급격하게 상승된다. 이는 에너지를 최대한 끌어올리려는 자연의 섭리다. 대머리는 정력이 강할까. 탈모와 정력의 유의미한 상관성은 떨어진다. 테스토스테론의 소량만이 DHT로 전화되기 때문이다. 그러나 남성호르몬 분비가 많은 남성에게 탈모 유전자가 있다면 정력이 강할 개연성이 높다. 결론은 탈모와 정력은 사람마다 다르다.

모발 생장 15가지 물질과 성장인자

유전자에 의한 안드로겐형 탈모의 열쇠는 DHT(dihydrotestosterone)다. 남성호르몬 테스토스테론이 전환된 DHT는 모낭의 모유두에서 세포 사멸 인자들을 활성화시킨다. 이로 인해 모발이 탈락된다. 안드로겐형 탈모 예방이나 치료는 DHT 생성을 억제하거나 최소화하는 것이다. 이를 위해 개발된 게 피나스테리드와 두타스테리드 성분의 약물이다.

또 이론적으로는 세포 사멸인자 보다 세포 성장인자(growth factor)가 더 활성화되면 모발 탈락이 줄게 된다. 탈모가 발생하지 않는다. 세포 사멸인자는 모근을 공격해 모발이 가늘어져 빠지게 한다. 반면 성장인자는 모근을 보호해 머리카락이 굵고 튼튼하게 자라게 한다.

모발 성장인자는 모발 줄기세포와 모유두 세포의 분화와 성장에 관여하는 단백질이다. 모발 성장인자 활성화를 촉진하고, 세포 사멸인자를 감소시키는 물질도 있다. 비타민C, 쿠퍼펩타이드 등의 항산화제다. 이에 따라 탈모 치료에서는 성장인자와 항산화제도 보조요법으로 활용되고 있다.

모근의 생장을 돕는 물질은 다수 밝혀졌다. 그러나 DHT 억제에서 피나스테리드나 두타스테리드 성분 제품의 효과에는 미치지 못한다. 탈모인이 간편하게 사용해서 효과를 볼 수 있는 샴푸나 에센스 같은 제품화에도 이르지 못하고 있다. 현재 단계는 병원에서 두피에 성장인자를 주입하는 수준이다.

성장인자 추출은 자가 혈액 활용법, 줄기세포 배양법, DNA 재조합법이 있다. 줄기세포 배양법은 다양한 세포로 분화하는 줄기세포 특성을 활용한다. 지방 줄기세포를 분리 배양해서 성장인자를 추출한다.

모낭 성장에는 다양한 단백질과 신호체계가 작동된다. 모발 성장을 조절하는 주요 인자는 EGF(epidermalgrowth factor), TGF-α(transforming growth factor-α), TGF-β1(transforming growth factor-β1), KGF(keratinocyte growth factor), IGF-1(insulin-like growth factor-1), HGF(hepatocyte growth factor) 및 FGF(fibroblast growth factor) 등이다.

EGF는 상피세포 성장인자다. 상처 부위 상피세포 증식으로 피부를 빠르게 보완하는 재상피화, 진피조직의 섬유아세포 증식과 육아조직 증식, 내피세포 재생 촉진과 혈관 생성 기능이 있다. TGF-α는 세포의 형질 전환에 관여하는 폴리펩티드 성장인자다. TGF-α는 상피세포 성장인자인 EGF 일종으로 상피와 신경조직 등의 성장에 관여한다.

KGF는 각화세포 성장인자다. FGF-7으로 불리며 케라티노사이트의 성장과 분화를 촉진한다. 내피세포와 새로운 모발 형성, 모낭의 성장 촉진과 성장기 유지 기능이 있다. IGF-1은 인슐린 유사 성장인자다. 세포 증식 촉진을 하는 인슐린과 분자 구조가 유사하다. 성인의 신진대사에 효과적인 물질이다. 모발 세포의 증식, 새로운 혈관 생성 촉진, 모모세포 재생력 향상, 모낭 성장 조절로 성장기 유지 기능이 있다. IGF-2도 모낭의 증식, 세포주기 및 발달과 긴밀한 관계에 있다.

HGF는 혈관 신생, 세포 분열과 형태 형성 등의 기능이 있는 단백질이다. 표피세포와 내피세포에 작용하여 손상 피부 재생에 효율적이다.

FGF는 섬유아세포 성장인자다. 진피의 콜라겐과 엘라스틴 생성에 관여한다. 피부 노화 방지와 젊고 건강한 세포의 생성을 촉진한다. FGF18은 모낭세포의 주기를 조절한다. 모낭 줄기세포에서 휴지기 동안 발현한다. FGF18을 제거하면 휴지기가 매우 짧아진다. 빠른 세포주기 과정으로 전환돼 모발 형성에 도움이 된다.

PDGF는 혈소판 유래 증식인자다. 혈관 형성과 세포분열에 도움이 되고, 항노화와 피부재생에 관여한다. SCF는 혈액과 정자, 멜라닌 형성에 관여한다. 줄기세포 활성화, 피부노화 방지, 모낭 형성 촉진, 모발 성장 조절 기능이 있다.

BFGF는 새로운 혈관 생성을 촉진하고 모유두 세포를 활성화한다. 피부의 신생 혈관 형성 등으로 모발을 포함한 피부 세포에 활력을 불어넣는다. 콜라겐, 엘라스틴, ECM 등의 합성을 증가시킨다. VEGF는 혈관

내피 성장인자다. 세포 증식과 혈관 신생 촉진으로 모발 성장에 기여한다. 모낭의 모세혈관 크기 및 분포, 모발 굵기에 관여한다.

GDF11은 피부 성장 분화인자다. 이 단백질이 부족하면 노화가 초래된다. 피부 건조, 주름, 늘어짐 등 피부 탄력과 연관 있다. 이 인자는 피부 재생과 탄력에 도움이 된다.

이밖에도 단백질 코드 유전자인 SMAD는 핵과 세포질을 이동하며 모낭 기능에 관여한다. TGF-β와 BMPs에 의하여 활성이 조절된다. NFATC1은 모낭 증식과 세포주기 발달에 관여한다. 표피의 형질 조절인자와 세포주기 조절 및 모발 형성에 영향을 미친다.

BMPR2도 모낭의 발생과 세포주기 과정 조절을 통해 모발 형성에 관여한다. 머리카락의 색조도 조절한다. BMPR2는 모낭에서 모간의 분화와 모발의 발달에 영향을 미친다.

인체의 세포에도 수명이 있다. 노화나 질환으로 손상이 되면 세포 분열을 통해 건강한 세포로 교체된다. 성장인자는 수용체와 결합하여 모발의 성장을 촉진한다. 탈모된 부위나 약하고 여린 모발이 있는 곳에 성장인자를 주입하면 머리카락의 빠른 생장을 기대할 수 있다

탈모 스트레스, 스트레스 모발 탈락

탈모인이 모발 탈락 원인으로 가장 많이 생각하는 게 스트레스다. 모제림성형외과에서 최근 5년(2018~2022)간 상담자 중 1000명을 대상으로 탈모 원인 설문 조사를 했다. 그 결과 스트레스를 탈모 원인으로 대답한 사람이 49%(490명)로 비중이 가장 높았다. 다음은 유전 31%(310명), 다이어트 11%(110명), 피부질환 5%(50명), 기타 4%(40명)로 나타났다. 특히 탈모가 진행 중임에 대해서는 80%(802명)가 부담스러워 했다. 이는 스트레가 탈모와 연관 있고, 모발 탈락으로 스트레스가 가중됨을 말해준다.

안드로겐 탈모의 3요소는 DHT, 5알파-환원효소, 안드로겐 수용체다. 안드로겐 모발 탈락에는 전제조건이 있다. 남성호르몬 테스토스테론이 DHT로 전환되어야 한다. 스트레스는 모낭에서 테스토스테론을 DHT로 전환시키는 5알파-환원효소와 안드로겐 수용체를 활성화시킨다. 모낭 피지샘에 분포된 5알파-환원효소는 테스토스테론을 강력한 남성 호르몬인 DHT로 변환시킨다. 스트레스가 탈모 촉진 여건을 조성하는 것이다.

피부가 자극받으면 뇌에서 반응이 일어난다. 신체의 생리 활동들이 활발해진다. 스트레스 받은 모낭에서는 다양한 신경성장인자가 작용한다. 그 결과 모낭의 손상과 세포 사멸, 모낭 주변 염증이 유발돼 모발 성장이 억제된다. 모낭 줄기세포의 활성화가 늦어지고, 조직 재생 주기가 변하게 된다. 모낭 줄기세포가 휴지기 상태로 전환돼 새로운 조직을 재생하지 않는다.

또한 스트레스 호르몬인 카테콜라민, 프로락틴, ACTH, CRH 등이 상호작용하고, 신경전달 물질들의 분비를 방해한다. 계속되는 스트레스는 면역력도 떨어뜨린다. 모낭 주위 자율신경에서는 P물질(Substance P)이 생성된다. 신경전달물질 P는 모낭 주위에 염증을 일으킨다. 또 긴장과 부담 시 염증을 유발하는 TNF-α, IL-1 등의 분비가 촉진돼 모낭 세포의 자살이나 모낭 세포 증식 억제로 이어진다. 스트레스는 피지 분비물 증가, 염증 발생 등을 일으켜 피부 트러블에 취약하게 한다.

특히 스트레스에 반응하는 코르티코트로핀분비인자(Corticotropin-releasing factor)는 모기질각질형성세포(hair matrix keratinocyte)의 세포사멸 촉진, 모근 길이생장 억제로 모발의 조기 퇴행을 일으킨다.

부신피질에서 분비되는 스테로이드 호르몬인 코티솔도 악영향을 미친다. 급성 스트레스를 받으면 신체에 에너지가 필요하다. 이때 코티솔이 다량 분비된다. 마음이 다소 안정되면 코티슬 수치도 정상화된다. 코티솔의 분비와 정상화의 반복 과정에서 모세혈관이 수축된다. 모낭에 공급되는 산소와 영양분의 양이 점차 줄어들게 된다. 이로써 모발이 성장하지 못하고 조기에 휴지기로 전환돼 탈락하게 된다.

스트레스는 교감신경을 자극한다. 이 경우 멜라닌 세포가 지나치게 발현돼 고갈되면 머리카락이 일찍 세게 된다. 스트레스가 모발 색깔을 재생하는 모낭의 멜라닌 세포 줄기세포에도 부정적 영향을 미치는 것이다.

만병의 근원인 스트레스는 남성형 탈모를 촉진한다. 또 모발이 탈락된 사람에게는 더 스트레스로 작용한다. 스트레스가 거듭된 악화를 구축하는 것이다. 그런데 영국의 문호 셰익스피어는 '세월은 머리카락을 가져가는 대신 지혜를 주었다'고 했다. 현대 의학으로 탈모는 치료가 가능하다. 모낭이 존재하지 않아도 모발이식 방법이 있다. 스트레스 받는 대신 치료를 선택하면 좋은 결과를 얻을 수 있다.

5

탈모 문화와 의료 행정 현장

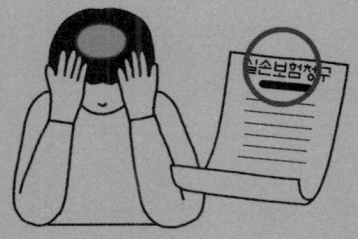

탈모 치료와
실손의료보험

　실손의료보험(實損醫療保險)은 가입자가 질병이나 상해 치료 때 발생한 의료비를 지급하는 보험 상품이다. 보상 범위는 진료비 계산서에 표기된 급여 중에서 국민건강보험공단이 부담하는 금액을 제외한 본인부담금과 비급여 부분이다. 최고 한도 5천만 원 이내에서 자기 부담금을 제외한 나머지가 보상액이다.

　실손의료보험은 국민건강보험으로 지급되지 않는 의료비를 보장해주기에 인기가 꽤 높다. 탈모는 일반적으로 실손의료보험 적용 대상이 아닌 것으로 오해한다. 그러나 실제로는 가입이 가능한 탈모와 그렇지 않은 경우가 있다. 질병으로 인한 탈모는 보험 가입이 가능하다. 질환으로 통원 탈모 치료를 받은 경우는 보험금 수령 대상이 된다. 반면에 노화로 인한 모발탈락은 보험금을 받을 수 없다.

　실손의료보험 표준약관에는 '피보험자가 질병이나 상해로 인해 병원에 입원 치료를 받거나 처방 조제를 받은 경우에 보상한다'고 규정돼 있다. 포괄주의 방식인 실손의료보험은 보상이 되지 않는 내용을 약관에 표기했다. 보험에 적용되는 질환을 게재하지 않는다. 약관에는 '보상하지 않는 질병: 노화 현상으로 인한 탈모'로 간단하게 적혀있다.

이는 노화로 인한 탈모는 보험대상이 아니라는 의미다. 확대 해석하면 원인이 노화 이외의 탈모는 실손의료보험 적용 대상이다. 다만 미용을 위한 탈모 치료는 적용되지 않는다. 단순한 외모 개선을 위한 치료는 보험금을 청구할 수 없다. 또 현실적으로 탈모의 80% 내외를 차지하는 안드로겐 탈모는 보험대상이 아니다.

보험 가입 대상은 구체적으로 질환으로 분류된 경우다. 오로지 질병으로 분류될 때만 실손의료보험 대상이 된다. 항암치료 과정에서 생긴 회복되지 않는 탈모, 스트레스로 인한 자가면역 질환인 원형탈모, 두피 염증에서 기인한 지루성 탈모, 갑상선 질환으로 인한 탈모 등은 실손의료보험금 청구를 할 수 있다. 보상은 외래의료비와 처방 약제비가 포함된다.

실손의료보험 청구 때는 질병코드를 적어야 한다. 적정한 질환 항목의 코드 번호가 기입 되지 않거나 의사 소견서나 진단서가 불명확하면 보험금 심사에서 탈락될 수도 있다. 가령, 원형탈모는 실손의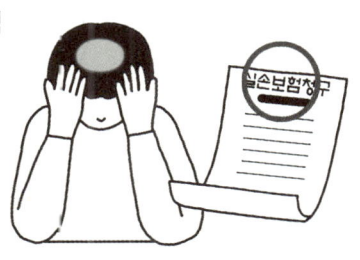
료보험 청구를 하면 거의 무난하게 처리된다. 그런데 가끔 실손의료보험금 청구가 거절되기도 한다. 이는 질병 분류 코드 번호 착오나 의사와 환자가 생각하는 진단명이 다를 가능성이 있다.

질환과 연계된 탈모는 어느 날 우연히 알게 돼 급속도로 진행되는 경향이 있다. 반면 유전자에 의한 모발탈락과 노화성 탈모, 환경 변화로 인한 모발 약화는 서서히 순차적으로 진행된다. 이에 해당되는 탈모와 연관 피부질환은 실손의료보험 적용이 어렵다. 모발이식, 발모제 구입, 모발 영양제 구입, 레이저 치료, 항산화제 치료 등은 외모 개선술로 인식된다. 세월의 두께에 밀린 중노년의 탈모는 노화 현상으로 분류된다.

실손의료보험이 적용되면 진료비와 치료비는 사후 정산 받게 된다. 보험금 지급은 심사과정을 거치게 된다. 질환 코드 번호 기입의 적정성, 실제 질환에 의한 치료 여부, 구체적인 치료 내역, 보험 가입 시기, 보험 상품 특성 등을 면밀히 검토 후 지급하게 된다. 이 과정에서 보험 가입자와 보험사 사이의 질환 탈모에 대한 시각이 일치하지 않을 수도 있다.

모발이식 수술과
국민건강보험 급여

 국민건강보험은 질병 등에 대해 급여하는 사회보장 제도다. 질병에 걸리거나 부상을 입으면 오랜 치료와 고가의 치료비가 인해 가계에 큰 부담이 될 수 있다. 이 같은 어려움을 해소하고 시민의 보건을 향상시키는 방법으로 국민건강보험이 시행되고 있다. 탈모는 한국표준질병 코드를 받은 질환이다. 오랜 기간 치료해야 하고, 치료키가 적지 않은 탈모는 국민건강보험 대상이다.

 하지만 모든 탈모가 국민건강보험 대상은 아니다. 극히 일부만 국민건강보험 급여를 받을 수 있다. 예를 들어 유전자에 의한 심한 대머리, 노화에 의한 탈모는 비급여에 해당한다. 이는 보험금 범위와 우선순위 때문이다. 국민건강보험 재원은 시민의 보험료와 국고지원액으로 충당된다. 한정된 재원인 만큼 가입자에게 소요되는 진료비를 모두 지급하기에는 무리가 있다.

 이 같은 현실을 반영해 국민건강보험에서는 탈모 치료를 미용 목적과 질환 치료 목적으로 나눈다. 요양급여 기준에 관한 규칙 제9조 1항에는 업무 또는 일상생활에 지장이 없는 경우와 신체의 필수 기능 개선 목적이 아닌 경우를 비급여 대상으로 규정하고 있다. 일상에 지장이 없는 경우의 탈모 치료는 달리 표현하면 미용 성형 치료다. 보건당국은 탈모 치료의 대부분을 순수 치료가 아닌 미용 개념으로 보고 있는 것이다.

이에 따라 유전자에 의한 심각한 대머리, 노화에 의한 모발 탈락 등은 국민건강보험 급여를 받을 수 없다. 가벼운 피부질환인 주근깨, 점, 여드름처럼 비급여로 분류된다. 주름 제거, 쌍꺼풀 수술, 지방흡입처럼 일상생활에 지장 없는 치료로 간주된 결과다. 항암치료 후의 생장기 탈모도 보험적용이 안 된다. 생장기 탈모 적응증으로 보험약가를 받는 제약이 없기 때문이다.

탈모의 종류는 기준에 따라 다양한 종류가 있다. 선천성 탈모는 출생 몇 개월 후, 솜털이 다 빠진 뒤 모발이 다시 자라지 않는다. 후천성 탈모는 성장 도중이나 성장 후에 유전이나 질환 또는 환경 영향으로 발생한다. 대표적인 게 유전자에 의한 안드로겐 탈모다. 노화에 의한 노인성 탈모, 두피에 비듬이 증가하며 나타나는 비강성 탈모, 모발이 동전 모양으로 빠지는 원형탈모도 있다.

머리카락을 세게 묶어 생기는 결발성 탈모, 종양 치료 과정에서 생기는 반흔성 탈모, 스트레스에 의한 탈모, 무의식중에 모발을 뽑는 견인성 탈모, 두발은 물론 눈썹, 음모 등의 체모까지 빠지는 전신 탈모 등이 있다.

다양한 탈모 유형 중에 국민건강보험 급여 대상은 질환 치료 목적이 분명한 경우다. 정상적인 생활이 어려울 정도로 병적인 탈모 치료를 할 경우다. 자가면역 질환인 원형탈모, 두피 염증으로 인한 지루성 탈모, 스트레스로 인한 탈모 등을 들 수 있다. 국민건강보험공단에서 지급하는 탈모 급여 대상자 중에는 원형탈모, 흉터성탈모, 비흉터성 모발손실 비중이 높다.

다만 급여항목에 포함되어도 심사는 까다로운 편이다. 아예 진단명이 없는 스트레스 탈모가 대표적이다. 원형탈모는 급여 심사 통과에 별 어려움이 없다. 그러나 다른 형태로 진행되는 탈모는 노화나 유전에 의한 모발 탈락과 구분이 쉽지 않다. 실제로 탈모는 한 가지 원인보다 유전자와 노화, 스트레스 등 여러 가지 요소가 겹친 경우가 많다.

비록 법원 판례가 스트레스와 탈모 인과관계를 광범위하게 인정하고 있으나 국민건강보험은 깐깐하게 들여다본다. 스트레스로 인한 탈모임을 국민건강보험 가입자가 입증해야 한다. 병적인 탈모는 원론적으로 국민건강보험 급여 대상이다. 하지만 현실의 대부분 탈모 치료는 비급여다. 탈모가 심한 사람이 하는 모발이식 수술도 급여 대상이 아니다.

탈모 치료 효과와 의약품, 의약외품, 화장품

탈모치료나 모발 개선을 위한 제품은 세 종류가 있다. 발모와 탈모 치료 효과가 있는 의약품, 머리카락 탈락 방지와 모발 영양공급을 하는 의약외품, 모발의 건강 유지와 증진을 꾀하는 기능성 화장품이 있다.

의약품은 탈모 치료와 발모 효과를 제품에 표기할 수 있다. 그러나 양모제인 의약외품과 기능성 화장품은 탈모 치료나 발모에 대한 효능효과를 표시할 수 없다. 의약외품과 기능성 화장품은 탈모 증상의 완화 표현에 그친다. 또 일반 화장품은 탈모 관련 용어를 쓸 수 없다.

식품의약품안전처는 제품의 성격을 명확하게 구분하고 있다. 의약품은 인체 조직기능에 약리학적 영향을 미치는 물품이다. 용도는 사람의 질병 치료나 예방 목적이다. 기구나 기기 또는 장치가 아닌 것으로 의약외품은 제외된다. 사람이 먹고 바르는 약품이다. 감기약, 소화제, 항암제, 진통제, 연고류, 철분제 등을 들 수 있다. 약효가 뛰어난 만큼 인체에 미치는 영향이 크다.

의약품은 전문의약품과 일반의약품으로 나뉜다. 전문의약품은 내성이 잘 생기고 약물의 상호작용으로 약효가 급상승 또는 급감할 수 있다. 습관성과 의존성이 있을 수도 있고, 오남용시 안정성과 유효성을 담보할 수 없다. 따라서 의사의 처방 아래 약사가 조제하는 엄격한 관리체계를 따른다. 고혈압 치료제, 항암치료제 등이 대표적이다. 용법과 용량에 맞게 사용해야 한다. 탈모 제품 중에는 피나스테리드와 두타스테리드 성분의 약품 등이 해당된다.

일반의약품은 오남용이나 약리작용과 제형에서 부작용 우려가 비교적 적다. 의사의 처방과 무관하게 사용해도 안정성과 유효성을 기대할 수 있다. 안전상비의약품을 비롯하여 마스크, 비타민제, 경구피임약, 자양강장제, 구강세정제 등이 해당된다. 약사법에 규정된 안전상비의약품은 해열 진통제 5종, 감기약 2종, 소화제 4종, 파스 2종 등 총 13개다. 다만 같은 제품이라도 특정 성분의 가감에 따라 전문의약품과 일반의약품으로 구분되기도 한다. 탈모 제품 중에는 미녹시딜 성분 제약이 의사의 처방 없이 구입할 수 있는 일반의약품에 손한다.

의약외품은 인체에 미치는 효과가 가벼운 약품이다. 보건복지부장관은 질병 치료나 예방 목적으로 사용되는 섬유와 고무제품 또는 유사 제품이 인체에 미치는 작용이 경미하거나 직접 작용하지 않으면 의약외품으로 지정할 수 있다. 코로나19를 계기로 관심이 더욱 높아진 가글액, 손소독제를 비롯하여 생리대, 치약, 화학성분 제모제, 콘택트렌즈 세정제, 액취 제거제, 구취 제거제, 해충퇴치제 등이 포함된다. 또 맥주효모, 비오틴 등 모발 영양 개선 성분의 탈모 제품이 의약외품에 속한다. 비듬이나 탈모 해소에 도움을 표방한 샴푸와 각종 양모와 염모 제품도 해당된다.

　화장품은 인체의 청결과 미화에 도움되는 제품이다. 피부나 모발의 건강 유지 및 개선 목적으로 사용되나 인체에 대한 작용은 경미하다. 스킨과 로션, 크림류 같은 피부 기초 관리 용품, 색조 제품, 헤어 제품류, 비누 등이 해당된다. 화장품 중 특별한 용도의 기능성을 허가받은 게 기능성 화장품이다. 샴푸는 함유 성분과 제조시기에 따라 화장품, 기능성 화장품, 의약외품으로 각각 다르게 시판되고 있다. 인체에 대한 영향은 의약품〉 의약외품〉 기능성화장품〉 화장품 순이다.

동서양인 모발 차이와
튀르키예 모발이식

튀르키예는 탈모족(族)의 성지(聖地)로 통한다. 도발이식 수준이 높고, 비용도 낮은 편이다. 그렇기에 유럽 각국의 탈모인들이 찾는 나라다. 우리나라 사람도 이 나라에서 모발이식을 꽤 했다. 그런데 요즘에는 한국 사람들의 발길이 뜸해지고 있다. 핵심 이유는 모발이식 효과에 대한 물음표와 사후 관리의 어려움에 있다.

튀르키예 의료진에게는 백인과 중동인의 모발이식 노하우가 크게 축적돼 있다. 반면 한국인을 포함한 동아시아인 모발이식 사례는 상대적으로 떨어진다. 한국인과 서양인은 두상 형태와 모발 색상, 모발 밀도, 모근 수, 모낭 깊이, 모발 두께 등 많은 부분에서 차이가 난다. 이는 튀르키예 의료진이 유럽인을 상대로 성과를 올려온 모발이식 효과가 한국인에게는 같지 않을 수도 있음을 시사한다.

한국인을 포함한 동아시아인의 모발이식은 서양인에 비해 더 정교한 스킬이 요구된다. 모발이식 수술은 피부색, 두상 형태, 모발의 조건 등을 두루 고려해야 하는 종합예술이다. 전반적으로 한국인과 동아시아인의 모발이식 수술은 유럽인에 비해 어려운 여건이다.

한국인의 얼굴은 이마선이 평평한 단두형인 데 비해 서양인은 장두형이다. 피부색은 한국인이 황색에 가깝고, 서양인은 흰색에 근접한다. 모발이식 디자인부터 동서양인이 달라야 하는 기초적인 이유다.

한국인의 모발 특징은 뻣뻣하고 두껍다. 모발 두께는 대략 한국인 80~90㎛, 백인은 60~80㎛, 흑인은 50~70㎛ 수준이다. 한국인 등 동아시아인은 유럽인에 비해 50%, 아프리카인에 비해 30% 두꺼운 모발을 갖고 있다.

두꺼운 모발은 이식 효과에 긍정적이다. 머리카락이 두꺼울수록 빼곡하게 보이기 때문이다. 두상의 모발 밀도는 ㎠당 한국인이 130~150개로 백인이 180~200개에 비해 낮다. 밀도가 높을 때 모발은 자연스럽게 보인다. 이점은 한국인에게 불리한 요소다.

두피에서 모발의 뿌리인 모유두까지의 깊이는 한국인이 7mm로 긴데 비해 서양인은 3~5mm 정도로 짧다. 모낭이 깊은 곳에 있을수록 채취 때 손상 위험이 높아진다. 모낭 절단 위험, 절개 시 흉터 발생 비율, 색소침착 가능성이 상대적으로 높은 셈이다. 또한 두피 관리 약품 흡수율도 낮아질 수 있다. 한국인의 모발이식 성공률과 모발 생착률이 서양인에 비해 떨어질 수 있는 요인이다.

모낭 당 모근의 개수는 한국인이 1개가 주류인 반면 서양인은 2~3개다. 한국인은 1개 비율이 절반 이상으로 월등히 높다. 반면 서양인은 1

개를 가진 사람은 2% 내외이고 나머지 98%는 2~3개를 보유하고 있다. 모근의 개수도 평소 모발 관리와 탈모 후 모발이식에서 유럽인이 유리한 요소다.

두상의 전체 모발 개수는 한국인은 8만~10만가, 서양인은 10만~14만개다. 이는 하루에 모발이 한국인은 100개 이상 빠지면 탈모인데 비해 서양인은 120개까지 여유가 있는 셈이다. 이는 한국인이 서양인에 비해 채취할 수 있는 모발이 적음을 의미한다. 모발이식에서 한국인이 불리한 요소다. 다만 모발이 부드러운 서양인은 한국인에 비해 10년 정도 일찍 탈모가 진행된다. 또 탈모율도 동아시아인에 비해 50% 가량 높은 편이다.

한국인을 포함한 동아시아인의 모발이식 성패는 얼굴 이미지를 고려한 종합적인 디자인과 지극히 섬세한 스킬에 달려 있다. 이마선 모양 설정, 이식 모낭의 공여부 채취 방법, 두피 조직 분리, 식모기법, 모낭의 이식 깊이 조절, 약물 치료 등에서 축적된 노하우가 필요하다.

한국의 모발이식 수술은 세계 정상급 수준이다. 특히 한국인과 동아시아인의 모발이식 노하우는 단연 으뜸이다. 미용성형적인 요소까지 고려하는 한국의 모발이식 능력은 동아시아인에게 최적합으로 인정되고 있다. 한국인의 튀르키예 원정 모발이식이 뜸하고, 모제림성형외과 등 한국 의료진의 중국 진출이 활발한 이유다.

검은콩의 탈모 개선은 속설인가, 의학인가

우연의 일치인가, 명확한 인과관계인가. 검은콩과 모발 성장에 관한 이야기는 오랜 기간 구전돼왔다. 과학적인 탈모 치료가 시작되기 전에 알려진 민간요법 영향은 지금도 일부 남아 있다. 민간요법 수명은 전통시대와 현대에는 차이가 있다. 의료 혜택을 제대로 받을 수 없던 전통시대에는 민간요법의 생명력이 꾸준했다. 반면 첨단시대에는 민간요법이 설 자리가 거의 없다. 수백 년 지속된 치료행위도 효과가 입증되지 않으면 하루아침에 퇴출된다. 의학적인 효과가 입증되고, 부작용이 미미한 경우는 제도권으로 편입된다.

그런데 모발 성장을 꾀하는 사람 중 일부에서는 검은콩 사랑이 여전하다. 검은콩이 모발을 건강하게 키우는 데 도움 될 가능성에 주목한다. 실제로 검은콩을 몇 개월 섭취한 결과 머리카락이 솟아났다는 증언도 종종 있다. 이는 특수한 사례에 속한다. 모든 사람에게 적용되는 것은 아니다. 특수 사례를 일반화할 수 없음에도 불구하고, 검은콩이 모발에 긍정 작용하리라는 개연성은 부인할 수 없다.

모발 성장을 위한 주요 영양소는 단백질, 비타민, 무기질이다. 모발은 80% 정도가 케라틴 단백질이다. 양질의 단백질이 넉넉해야 모발이 잘 자란다. 또 18종의 아미노산, 비타민, 무기질도 균형을 이룰 때 건강한 모발로 성장한다.

검은콩에는 모발에 좋은 양질의 단백질과 비타민, 불포화 지방산 등 유효 성분이 다수 함유돼 있다. 인체조직을 빠르게 회복시키는 검은콩 성분 중 시스테인은 혈액순환을 촉진해 두피와 모낭에 영양공급을 원활하게 한다. 아르기닌도 두피 혈관을 확장시켜 혈류와 영양분 공급을 늘리는 효과가 있다.

간에 쌓인 지방을 분해하는 폴리페놀 성분의 안토시아닌은 혈관의 지방 찌꺼기 청소도 해 혈액순환을 원활하게 한다. 인체에 유해한 활성산소를 무해한 물질로 바꾸는 항산화 물질인 폴리페놀은 모발 성장에 도움이 된다. 특히 강력한 산화 기능이 있는 프로시아니딘(OPC)은 모발 성장을 크게 촉진 시킨다.

또 검은콩에는 모발 건강과 밀접한 비타민 B군(B6, B9, B12), 비타민 E와 함께 피부 노화를 줄이는 셀레늄도 함유돼 있다. 또 하나 주목할 영양소는 여성호르몬인 에스트로겐 특성을 보이는 이소플라보노이드다. 갱년기 장애에 도움이 되는 이소플라보노이드는 항산화 작용과 남성형 탈모의 원인인 DHT 억제 기능이 있다.

따라서 검은콩을 꾸준히 섭취하면 탈모 개선에 유용할 것으로 기대할 수 있다. 그러나 근본적으로 검은콩은 모발에 좋은 영양분을 다수 함유한 좋은 식품일 뿐이다. 머리카락에 유용한 성분의 식품은 검은콩 외에도 검은깨, 달걀, 미역, 견과류, 연어, 조, 수수 등 많이 있다.

 또 검은콩 섭취 시 모발이 나고, 탈모가 개선된다는 유의미한 임상시험이나 역학조사 결과는 없다. 의학적으로 효용성이 밝혀지지 않은 것이다. 다만 혈액순환 촉진, 혈행 개선, 모발 성장에 필요한 영양분 공급 등의 검은콩 성분 특성상 환경형 탈모 개선에는 일부 효과를 기대하는 정도다. 물론 환경형 탈모는 머리카락이 빠지는 요인이 사라지면 모발이 자연스럽게 재생된다. 검은콩이나 모발에 좋은 성분의 식품을 구태여 섭취하지 않아도 된다. 또한 유전자에 의한 모발탈락은 검은콩 섭취로 효과를 기대할 수 없다.

샴푸 없는 노푸,
모발 없는 푸어 헤어

노푸(No Shampoo)가 푸어 헤어(poor hair)의 해결책이 될 수 있을까. 노푸는 샴푸 없이 물로 머리를 감는 것이고, 푸어 헤어는 모발이 빈약한 사람이다. 노푸는 두 가지다. 하나는 샴푸를 쓰지 않고, 물로만 머리를 감는 방법이다. 또 하나는 사과 식초, 구연산 등의 영양물질을 혼합한 물로 머리를 감는 것이다.

노푸는 2010년대 중반에 할리우드 스타인 아델, 제시카 심슨, 기네스 펠트로, 조니 뎁, 영국의 해리 왕자 등 유명인들의 실천이 알려지면서 큰 관심을 받았다. 방송에 출연한 우리나라 몇몇 연예인도 고운 모발의 비결을 노푸에서 찾았다. 지금도 일부 젊은 여성들을 중심으로 노푸 사랑이 계속되고 있다.

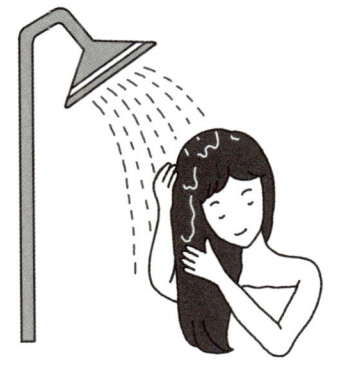

노푸의 효과에 대해서는 찬반 양론이 있다. 찬성론자들은 탈모 예방과 치료, 환경 보호에 도움되는 것으로 생각한다.

굵고 건강하게 자라는 모발, 조기탈락이 적은 머리카락을 기대한다. 또 비듬, 머리카락 냄새, 두피 건조증, 가려움증, 발진도 감소할 것으로 생각한다. 찬성론자들은 모발의 조기탈락과 두피 트러블을 샴푸의 성분에서 찾는다.

샴푸는 두피의 유분, 먼지, 각질을 제거한다. 이를 위해 물과 기름이 섞이게 하는 계면활성제, 거품을 일게 하는 발포제, 침전을 막는 격리제, 부패하지 않게 하는 방부제, 용액의 점도를 늘리는 증점제 등이 포함된다.

그런데 방부제 역할을 하는 파라벤을 포함하여 계면활성제로 거품을 내는 설페이트, 황산염인 라우릴황산나트륨, 라우레스황산나트륨 등 일부 성분은 모발과 두피에 좋지 않을 수 있다. 두피의 기름과 각질 제거 등에 유용하지만 피부 건조와 염증의 원인이 될 수도 있다. 이는 탈모 유발 가능성과 함께 환경에도 악영향을 미치는 요인이다.

이 같은 우려를 바탕으로 환경론자 중심으로 노푸가 확산되었다. 그들은 화학 물질이 함유된 샴푸 대신 노푸를 훌륭한 대안으로 생각하고 있다. 그러나 반대편에 선 사람들은 고개를 흔든다. 화학 물질 사용 자제로 인한 환경 보호에만 수긍할 뿐 노푸의 효용성에 물음표를 던진다.

첫째. 두피의 청결 유지가 쉽지 않다는 점이다. 세척력이 약한 물로만 머리를 감으면 두피와 모발의 기름기와 먼지가 잘 제거되지 않는다. 특히 지성 피부 관리에는 어려움이 많다. 유지와 먼지 등이 남으면 모공이 막힐 수 있다. 이 경우 혈액순환이 원활하게 이뤄지지 않는다. 모발의 영양공급 차질과 두피 트러블 개연성이 있다.

둘째, 노푸 때 일부에서 사용하는 베이킹소다의 양면성이다. 베이킹소다를 물에 타 헹군 머리카락은 부드러운 느낌이 든다. 그런데 두피는 산성이고, 베이킹소다는 알칼리성이다. 장기간 접촉하면 모발의 이온 결합과 단백질 구조가 느슨해질 수 있다. 머리카락이 약해질 가능성도 있다.

셋째, 샴푸 성분의 차이도 고려할 점이다. 요즘에는 두피나 모발에 부담이 적은 제품들이 속속 출시되고 있다. 제품 중에 포함된 황산염 계통의 계면활성제가 피부에 잔존하면 두피 트러블 우려가 있다. 그러나 모발 세척 후 물로 깨끗하게 헹구면 문제가 거의 되지 않는다. 또 아미노산 계열의 계면활성제는 피부 안전성이 높은 편이다.

마지막으로 안드로겐 탈모와는 무관하다는 점이다. 유전자의 영향을 받는 안드로겐 탈모의 발현은 샴푸 사용 여부와는 거의 관계가 없다. 또 치료는 피나스테리드나 두타스테리드 등 의학적으로 검증된 성분의 약물 사용 때 가능하다.

노푸는 모발과 두피에 장단점이 있다. 샴푸도 마찬가지다. 누가 어떻게 사용하느냐에 따라 두피와 모발 환경개선 효과 가능성은 있다. 가장 근본적인 핵심은 노푸나, 샴푸 사용 때나 세척 후 헹굼을 잘해야 한다. 노푸 후 잘 헹구면 먼지 유분 등이 다 제거된다. 이 경우 모공에 찌꺼기가 쌓이지 않아 두피와 모발 건강에 유용하다. 샴푸 사용 후에도 신경 써 헹구면 유해 화학 물질을 깨끗하게 씻어낼 수 있다. 이 경우 두피와 모발 건강에 좋은 환경이 조성된다.

샴푸! 발모 축복인가, 희망 고문인가

샴푸(shampoo)는 머리를 감을 때 쓰는 세척제다. 샴푸의 주성분은 수분(50%)과 계면활성제(30%)다. 나머지 20%는 영양 성분, 보습 물질, 향료 등으로 구성돼 있다. 의약외품, 기능성 화장품, 화장품으로 구분되는 샴푸의 성질은 영양 성분 구분의 차이로 결정된다. 샴푸의 용도는 두피와 모발의 청결 유지다. 피부나 머리카락에 쌓인 피지, 먼지, 땀을 잘 씻기게 하는 물질이다.

샴푸는 진화하고 있다. 샴푸 세척으로 모발 증식, 탈모 감소까지 기대하는 사람이 늘고 있다. 생활 건강회사, 화장품 제조사들은 탈모 연관 샴푸 신제품을 앞다퉈 출시하고 있다. 그만큼 탈모 연관 샴푸 수요가 있는 것이다.

한국과학기술정보연구원의 2023년 보고서에 의하면 2025년 글로벌 탈모 케어 시장은 27조 원, 국내 시장은 4990억 원에 이를 전망이다. 한국의 탈모 케어에서 샴푸 비중은 2015년 31.2%에서 2020년 42.7%로 증가했다. 이는 청년층과 여성들의 미용과 탈모 샴푸 관심 덕분으로 풀이된다. 대한모발학회 조사에 의하면 모발탈락 경험이 있는 390명 중 샴푸나 앰플 사용으로 탈모 치료를 기대하고 있다.

그러나 탈모 샴푸는 대머리를 무성한 모발 숲으로 바꿀 수 없다. 식품의약품안전처는 샴푸의 탈모 예방이나 치료 가능성에 대해 선을 긋는다. 제조사 측이 기대하는 모발 밀도 증가, 모발 탄력성 강화, 정수리 머리카락 볼륨 풍성 등과는 전혀 다른 입장이다. 식품의약품안전처는 의약외품이나 기능성 화장품을 막론하고 샴푸의 모발 치료 효과를 인정하지 않는다. 샴푸를 탈모 치료제가 아닌 모발에 유용한 성분이 포함된 세척제로 파악한다.

물론 기능성 샴푸는 모발 환경개선에 일부 도움이 될 수 있다. 모발 성장 유효 성분이 함유된 샴푸는 세포 실험에서는 긍정적 결과를 얻을 수 있다. 시판되고 있는 기능성 샴푸는 비오틴, 나이아신아마이드, 덱스판테놀, 멘톨, 피리티온아연액, 니코틴산아미드, 살리실릭애씨드, 징크피리치온, 징크피리치온액 등 모발에 좋은 여러 성분으로 구성돼 있다.

멘톨, 살리실산, 덱스판테놀은 탈모 증상 완화에 도움 되는 식약처 고시 성분이다. 비타민 B5인 덱스판테놀은 모발 형성에 관여하는 콜라겐을 만드는 필수 성분이고, 비타민 B7인 비오틴이 부족하면 모발이 가늘어진다. 멘톨과 징크피리치온, 징크피리치온액은 항염과 항진균 기능이 있다. 미네랄, 페퍼민트, 세라마이드, 실리콘, 은행잎 추출물 등은 영양공급과 보습, 코팅 효과가 있다.

이 같은 성분들은 두피 염증 억제, 두피 각질 제거, 모발 청결, 머리카락 영양 개선 등에 긍정적이다. 샴푸의 유효 성분이 물과 함께 두피와 모발을 씻음으로써 피부염, 각질, 두피 가려움증이 개선될 수도 있다. 지루성피부염, 모발의 영양부족 등 두피의 건강 악화로 진행되는 환경형 탈모 개선도 기대할 수 있다. 샴푸의 영양 성분은 휴지기 탈모 지연에 일시적인 효과 가능성이 있다.

그러나 모발탈락의 절대적 비율을 차지하는 안드로겐 탈모 치료나 개선 효과는 기대할 수 없다. 유전자에 영향을 받는 안드로겐 탈모 치료 열쇠는 DHT다. 샴푸의 주요 성분인 나이아신아마이드, 비오틴 등으로는 DHT를 차단할 수 없다. 제품화 된 샴푸의 유효 성분은 머리를 감는 동안에 잠시 두피에 머물 뿐이다. 유효 성분이 피부를 뚫고 모낭에 진입하지 못하고, 물과 함께 씻겨 나간다. 모낭에서 DHT 생성을 억제하지 못하는 이유다.

또 일부 샴푸에 첨가된 황산염은 두피의 기름기 제거에 유용하지만 두피를 자극해 지루성피부염을 악화시키고, 가려움, 비듬, 두피 건조를 유발할 수 있다. 이 경우 모발의 건강이 나빠져 탈모 위험이 높아진다.

이상으로 볼 때 기능성 샴푸는 두피의 환경개선에 도움이 될 수 있다. 이는 환경형 탈모에 긍정적 요소다. 그러나 유전에 의한 탈모에는 전혀 효과가 없다. 또 황산염이 첨가된 제품은 때에 따라 두피 환경을 악화시키는 요인이 될 수도 있다. 따라서 샴푸를 통한 탈모 치료 효과 기대는 무리다. 샴푸로 탈모치료나 개선을 기대하는 것은 현재로서는 희망 고문인 셈이다.

탈모인 머리 감기 10계명

머리카락 한 가닥이라도 보존할 수 있다면 무엇을 못하랴! 모발 탈락으로 고민하는 사람의 심정은 절박하다. 단 한 올이라도 모발을 지킬 수 있다면 적극적인 관심을 보일 수밖에 없다. 모발의 생명력은 헤어스타일, 두피 마사지, 샴푸 등 다양한 관리의 영향을 받는다. 모발 관리의 핵심 중 하나가 머리 감기다.

올바른 머리 감기를 하면 모발 탈락이 지연된다. 머리카락 생장이 길어진다. 역으로 잘못된 머리 감기는 모발 탈락을 자극할 수 있다. 모발은 피지에서 유래된 얇은 보호막에 의해 보호받는다. 잦은 머리 감기는 지질층 손상을 불러서 푸석하고 약한 모발을 만들 개연성이 있다. 그만큼 머리 감기 횟수와 방법은 신경 써야 한다.

머리 감는 주기와 방법 결정은 두피와 머리카락 상태 파악이 전제되어야 한다. 탈모인은 지성 피부 빈도가 높은 편이고, 모발이 가는 특징이 있다. 건강하게 모발을 지킬 수 있는 머리 감는 법 10가지를 알아본다.

하나. 지성 두피 탈모인은 하루에 한 번 감는다.

머리 감기는 하루에 두 번도 좋고, 며칠에 한 번도 괜찮다. 자신이나 주위에서 불편함을 느끼지 않으면 된다. 유분이 많은 지성 두피는 머리 감기를 자주 하지 않으면 두피 건강이 악화될 수 있다. 가급적 하루에 한 번 감는 게 좋다. 두피가 불편하면 하루에 두 번도 괜찮다. 탈모인은 지성 두피 빈도가 높다.

둘. 피지 분비 많은 탈모인은 매일 감는다.

피지 분비가 많으면 지성 두피다. 피지는 관리하지 않으면 두피에 염증이 생기고, 냄새가 날 수 있다. 피지의 산화물이 각질에 들러붙기도 한다. 두피 환경이 악화되면 탈모가 진행된다. 이때는 매일 머리를 감아서 두피를 청결하게 해야 한다.

셋. 건성 두피 탈모인은 2일에 한 번 감는다.

건성 피부는 유분과 수분이 모두 부족하다. 두피가 푸석푸석하고 거친 편이다. 머리를 자주 감으면 두피는 더욱 건조해진다. 2~3일에 한 번씩 감는 게 두피 청결에 유리하다. 영양과 수분 보충제를 사용하면 좋다.

넷. 모발이 연약한 탈모인은 2~3일 주기가 좋다.

머리를 감을 때는 세제를 쓴다. 연약한 모발은 세제와 손톱 등의 마찰과 자극에 손상될 수도 있다. 두피가 지성이 아니면 2일 주기로 모발 세정을 하는 게 좋다. 탈모가 진행될 때는 가는 머리카락이 많다. 모발 건강으로 보면 2~3일에 한 번이 좋다. 비탈모인의 모발은 굵고 힘차다. 이 경우는 매일 감는 게 자연스럽다.

　다섯, 환절기 탈모는 하루에 한 번 감는다.
　환절기에는 모발 탈락이 많아진다. 계절이 바뀌면 모발 탈락 빈도는 낮아진다. 정상으로 돌아온다. 계절 영향 탈모인 환절기 모발 탈락 완화 방법은 두피와 머리카락을 청결하게 하는 것이다. 하루에 한 번씩 머리 감기를 해 새로운 모발이 잘 자라는 환경을 만들어줘야 한다. 또 모발 생장에 도움 되는 각종 영양분 섭취도 바람직하다.

　여섯, 탈모인은 저녁에 머리를 감는다.
　모발이 잘 자라는 시간은 심야 시간대다. 낮에 두피에 쌓인 피지, 먼지 등의 이물질을 저녁에 씻어내면 두피 환경이 개선돼 모발이 잘 자랄 여건이 된다. 아침에 머리 감기를 하면 두피와 모발 이물질이 남은 상태에서 밤을 지새우게 된다. 또 두피의 유분이 씻겨간 상태에서 낮에 강한 자외선 등에 노출된다. 이는 모발과 두피 건강에 악영향 소지가 있다.

일곱. 섭씨 35도 전후의 물로 감는다.

물의 온도는 체온보다 조금 낮은 섭씨 34~35도가 적당하다. 온도가 높은 뜨거운 물은 유분 제거에 유리하다. 각질이나 피지 같은 노폐물 제거에 유리하다. 그러나 세포 간 지질을 녹여 모발과 두피 건조를 유발하고, 큐티클층과 케라틴 단백질 손상으로 모발을 약화시킬 수 있다. 세정작용과 두피 보습, 모발 건강 측면에서는 35도씨 정도가 효율적이다.

여덟. 손가락 지문으로 마사지하듯 감는다.

섭씨 35도 전후의 물에 모발을 30초 이상 적신 뒤 샴푸를 한다. 물에 불린 두피와 모발에 있는 노폐물은 큰 자극 없이도 잘 씻긴다. 샴푸 질은 손가락 지문으로 두피에서 모발 방향으로 한다. 손톱으로 강한 자극이 가해지는 것을 피해야 한다. 샴푸는 손에 먼저 덜어 거품화한 뒤 머리를 감는 게 좋다. 탈모의 원인이 되는 두피와 계면활성제의 접촉 최소화 방법이다.

아홉. 미지근한 물로 헹군다.

머리를 감은 뒤에는 비슷한 온도의 미지근한 물로 헹군다. 체온보다 낮은 온도의 물이 좋다. 탈모 예방을 위해서는 2~3분 동안 충분히 헹구는 게 좋다. 세척제로 많이 쓰는 샴푸에는 계면활성제, 인공 향료 등이 들어있다. 이 성분들을 완전히 제거하는 게 두피와 모발 건강에 유리하다.

열, 차가운 바람으로 두피까지 말린다.

두피나 모발이 완전히 마르지 않으면 박테리아 증식 가능성이 있다. 머리를 감은 후는 두피까지 완벽하게 건조시켜야 하는 이유다. 수건으로 툭툭 치듯이 물기를 제거하고 선풍기 바람을 쐬면 두피와 모발 자극을 최소화하면서 말릴 수 있다. 헤어드라이기도 차가운 바람을 이용한다. 모발은 케라틴 단백질로 만들어졌다. 단백질은 섭씨 60도가 넘으면 변성이 된다. 높은 온도로 머리를 말리면 모발이 손상될 가능성이 있다.

병원의 모발 정밀검사와
탈모 진단

병원에서 모발 정밀검사는 필수 사항일까. 아니다. 필수가 아닌 선택 사항이다. 탈모 원인이 불분명하고, 모낭의 상태 등을 확인해야 할 때만 필요하다. 각종 검사는 원인과 상태를 알기 위함이다. 이에 따라 약물 처방 등 치료 방법이 달라지기 때문이다. 상당수의 환자는 육안과 현미경 관찰, 병력 체크 등으로 원인과 증상이 확인된다. 특히 안드로겐 탈모, 스트레스성 탈모 등은 모발 정밀검사 필요성이 극히 적다. 이 경우 각종 모발 검사는 불필요한 과잉 진료 가능성이 있다.

그러나 현실에서는 다양한 탈모연관 정밀검사가 진행된다. 이는 의사와 병원의 일부 마케팅 요소가 개입된 결과다. 첨단 장비의 도움으로 진단하고, 치료하는 이미지 구축으로 신뢰감을 높이는 방법이다. 또 수익 측면도 내재될 수 있다. 이와 함께 환자의 요구에 의한 경우도 많다.

하지만 질환성 탈모, 젊은 여성의 안드로겐 탈모, 급성탈모 등은 세심한 검사가 필요하다. 탈모 원인과 상태는 물론 다른 질환과의 연계성 등도 살펴야 하기 때문이다. 병원에서 일반적으로 시행하는 탈모연관 검사를 대한모발학회와 모제림성형외과 지침 등을 종합해 안내한다. 1단계에서 3단계까지는 필수 검사다. 4단계 이후가 흔히 말하는 병원의 탈모 진단을 위한 정밀검사 영역이다.

1단계는 문진이다. 발생 시기, 가족력 유무, 주관적으로 느끼는 탈모, 기저질환 유무, 약물 복용 여부, 식습관, 헤어스타일 습관 등을 묻는다.

2단계는 임상이다. 의사가 탈모 형태를 확인한다. 육안과 미세 현미경으로 탈모 유형, 두피의 건강도, 헤어라인 등을 살핀다.

3단계는 탈모 진행 정도 파악이다. 모발 탈락 진행 정도 평가는 Norwood-Hamilton 분류법이나 Basic and Specific 분류법(BASP)이 일반적이다. Norwood-Hamilton은 탈모를 7단계로 나눈다. 대개 남자에게 적용된다. Basic and Specific 분류법(BASP)은 앞쪽 헤어라인을 기준으로 모양에 따라 분류한다. 남녀 모두에서 적용된다.

4단계는 이학적 검사다. 휴지기 탈모와 원형탈모 여부를 알 수 있는 머리 당기기(Hair pull test), 모발 굵기와 연모의 증가 등을 확인하는 피부 확대경 검사(Dermoscopy), 성모와 연모 비율 등을 검사하는 포토트리코그람(Phototrichogram) 등이 있다. 이는 모발을 짧게 자른 뒤 며칠 후 성장 상태를 판단하는 분석법이다. 두피 진단용 전문 현미경으로 관찰하면 두피와 혈관의 건강상태, 모발 밀집도 체크가 가능하다.

5단계 혈액학적 검사다. 호르몬 수준, 철분 부족 등 건강상태와 다른 질환의 유무를 파악하는 방법이다. 구체적으로 혈액검사, 갑상선 기능검사, 혈장, 철, ferritin, Zn, Cu, 성호르몬(testosterone, DHEA-s, estradiol, FSH, LH) 등이 있다.

6단계는 모발 미네랄 분석 검사다. 많은 병원에서 시행하는 검사다. 모발의 분석을 통해 탈모 치료를 위한 자료로 사용한다.

7단계는 조직 검사다. 두피의 모낭을 채취하고, 모간부의 머리카락을 떼어내 병리학적 분석을 한다. 검체를 수직 절단이나 수평 절단해 평가한다. 모낭 주위 염증 유무, 모발 형태, 생장기, 휴지기 모발의 비율, 연모의 존재 등을 관찰한다. 안드로겐 탈모 진단에 유용한 자료가 된다. 모발주기, 모근 상태, 모공 환경 등의 확인된다.

8단계 유전자 검사다. 유전자 테스트를 하면 안드로겐 탈모와 연관 유전자 변이를 알 수 있다. 또 유전성 감소증 검사를 하면 유전자 이상에 의한 연모 형성 혹은 모낭의 소형화를 관찰할 수 있다. 철저한 가계

조사와 가족력을 통해 발견할 수 있다.

9단계 원형 탈모증 검사다. 원형 탈모증은 남성형 탈모증과 쉽게 구분된다. 모발 당기기, Dermoscopy, 조직 검사 등으로 확인이 가능하다.

10단계는 휴지기 탈모증 검사다. 원인 자극이 있고, 탈모가 악화되는 특정 기간이 존재한다. 모발 당기기와 조직 검사를 통해 확인한다. 휴지기 모발 비율은 증가하고 성모와 연모의 비율은 정상이다.

탈모 원인을 알 수 있는 미네랄 검사는 머리카락 몇 가닥으로 가능하다. 모발의 큐티클층에는 인생의 내밀한 정보가 쌓여 있다. 유전자 분석을 하면 옛 조상도 알 수 있다. 이를 검사하는 장비도 갈수록 첨단화되고 있다.

AI(인공지능) 기능을 더한 특수현미경과 3D스캐너 등으로 모발에 대한 심층 정보를 얻을 수 있다. 대개 안드로겐 탈모는 모발 정밀검사 필요성은 떨어진다. 그러나 모발 정밀검사는 탈모 치료는 물론 연관 질환 파악 등에 유용하게 활용된다. 모발 정밀검사는 한 사람의 인생을 알 수 있는 미다스의 손(Midas touch)임은 분명하다.

탈모 자가진단 10가지 방법과
하루 모발 100개 탈락의 함정

'탈모는 정밀검사로 알 수 있다!' '머리카락이 하루 100개 이상 빠지면 탈모다!' 두 명제는 참일까, 거짓일까. 두 명제는 참일 수도 있고, 거짓일 수도 있다.

대부분의 탈모는 육안으로 금세 구분된다. 병력과 임상 양상으로 쉽게 원인과 상태를 알 수 있다. 또 모발 8만 개 이하인 사람이 하루 100개 이상 빠지면 탈모 확률이 높다. 한국인의 모발은 평균 8만~10만 개다. 5만 개인 사람도 있고, 12만 개인 사람도 있다. 하루 100개 탈락시 5만 모발인 사람은 탈모이고, 12만 머리카락을 지닌 사람은 탈모 위험이 거의 없다. 따라서 위의 두 명제는 거짓일 경우가 많다.

오늘날 인터넷에는 지식이 폭발적으로 쏟아진다. SNS(사회관계망) 특성상 전파도 순식간이고, 그 내용이 금세 상식처럼 된다. 그런데 지적 오류도 꽤 있다. 이것이 상식의 오류다. 위의 두 명제도 상식의 오류에 가깝다.

병원 정밀진단에 앞서 자가진단도 방법이다. 탈모 자가진단 항목은 많은 사람의 경험이 축적된 집합적 지혜다. 또 시각, 청각, 촉각, 미각, 후각의 오감과 입력된 정보를 바탕으로 한 느낌이 개입된다. 따라서 공식적 정밀 의료 행위는 아니지만 탈모 개연성을 살피는 데는 효용성이 높다.

탈모 자가진단법은 공식화된 것은 아니다. 대한모발협회, 대학병원, 모발 전문병의원 등은 독자적으로 탈모 자가진단법을 안내하고 있다. 다음은 모제림성형외과에서 설명하는 체크 포인트는 10가지다.

하나, 이마를 포함한 전두부 헤어라인이 M자 형태로 모발 탈락이 일어났는가. 이 경우는 안드로겐 탈모가 이미 상당 부분 진행되었음을 의미한다. 극히 예외적으로 질환 탈모도 고려할 수 있다.

둘, 정수리 부근의 모발이 O자 형태로 빠졌는가. 정수리의 모발 밀도가 느슨해졌으면 안드로겐 탈모와 심한 다이어트 등 환경형 탈모를 모두 생각할 수 있다. M자 형태와 O자 형태가 병행되면 유전형 안드로겐 탈모 가능성이 아주 높다.

셋, 모발의 굵기가 차이가 나는가. 모발의 평균 두께는 80~120μm다. 사람마다 차이가 크고, 하나의 모발에서도 부분마다 다를 수 있다. 이마 쪽이나 정수리 부근 등 탈모가 의심되는 부위 모발을 측면 부위나

뒷부분의 모발과 비교한다. 앞머리나 정수리 부근 모발이 후두부나 측면부 머리카락에 비해 현저히 가늘다면 탈모가 진행되고 있는 상태다.

넷, 눈썹과 가슴, 팔다리 등의 체모가 많은가. 두상을 제외한 전신의 체모를 확인한다. 두상을 제외한 신체 다른 부위에 체모가 많으면 탈모가 진행될 확률이 높다. DHT가 두피의 모발을 탈락시키는 반면 눈썹 이하의 신체 부위 체모는 성장을 촉진하기 때문이다.

다섯, 아버지와 외할아버지가 대머리인가. 탈모는 부계와 모계로부터 모두 유전된다. 친가와 외가의 가족 중에 대머리가 있다면 탈모 유전자를 받았을 가능성이 있다. 양가 모두에서 탈모인이 있다면 모발 탈락 가능성은 더욱 높아진다.

여섯, 두피가 청결한가. 두피에 염증이 있으면 탈모 가능성이 높아진다. 또 피지 분비가 많아 청결도가 떨어지면 말라세지아 효모균 등이 증식하기 좋은 여건이 된다. 염증, 비듬, 홍반이 유발되면 모공을 막을 수도 있다. 모낭에 산소 공급과 영양 보충이 제대로 이뤄지지 않으면 모발은 탈락하게 된다.

일곱, 손가락 사이로 뽑히는 머리카락 개수를 확인한다. 먼저, 엄지와 검지로 모발을 움켜쥔다. 손가락에 가볍게 힘을 가하며 모발 끝으로 빼낸다. 이때 빠지는 모발이 3~5개 이상이면 탈모 위험이 있다. 탈모가 진행되지 않는 사람은 가벼운 힘에는 모발이 거의 빠지지 않는다.

여덟, 하루에 빠지는 모발 개수를 확인한다. 1일 탈모량이 100개 이상이면 탈모 개연성을 생각해야 한다. 모발은 매일 빠지고, 새로운 모발이 솟아난다. 탈락하는 모발에 비해 생성되는 머리카락이 적으면 탈모가 된다. 8만모를 기준으로 1일 50~60개 탈락은 머리숱에 별 변동이 없다. 그러나 하루에 100개를 넘어 200개, 300개가 빠지면 탈모가 된다.

아홉, 불면증이 있는가. 모발 건강에 적정한 수면은 8시간이다. 수면 시간이 부족하면 신체 기능이 저하된다. 스트레스로 인해 모낭의 영양 공급과 혈액순환도 적어질 수 있다. 잠이 부족할수록 탈모 확률이 높아진다. 6시간 수면을 하면 8시간 잠을 잔 사람에 비해 탈모 발생률이 3배 높다. 3~5시간 수면을 취한 사람은 8시간 잔 사람에 비해 탈모 발생률이 무려 6배 증가한다.

열, 가르마를 살펴본다. 가르마는 앞머리를 좌우로 나눌 때 갈라지는 지점이다. 가르마 폭이 넓을수록, 두피가 자세히 보일수록 탈모 위험이 높다. 가르마 주변 머리카락이 후두부보다 가는 것도 탈모 증상이다. 이와 함께 모발 볼륨감도 떨어지면 탈모가 상당 부분 진행된 상태로 볼 수 있다.

탈모 자가진단으로 모발 탈락 여부와 유전성인가, 환경성인가도 추측할 수 있다. 실제 정확성도 높은 편이다. 자가진단으로 탈모가 거의 확실시 되면 하루빨리 의사와 상담하는 게 좋다. 치료가 빠를수록 효과도 높다.